NÃO SOU MULHER DE DESISTIR DE MIM

MARCELLA FERNANDA

NÃO SOU MULHER DE DESISTIR DE MIM

TEXTOS SOBRE VULNERABILIDADE, AMOR-PRÓPRIO E CURA

INSÍGNIA

COORDENAÇÃO EDITORIAL: Felipe Colbert

REVISÃO: Eliana Moura Mattos

DESIGN & PRODUÇÃO: Equipe Insígnia

ILUSTRAÇÕES FLORAIS DAS PÁGINAS 9, 47, 83, 107 E 129: Freepik

ILUSTRAÇÃO FLORAL DA QUARTA CAPA: Nada Ishtewi/Dealjumbo

ILUSTRAÇÕES DA CAPA E DEMAIS PÁGINAS: Milena Gazolis

Este livro segue as regras da Nova Ortografia da Língua Portuguesa.

Publicado por Insígnia Editorial
www.insigniaeditorial.com.br

Impresso no Brasil.

Dados Internacionais de Catalogação na Publicação (CIP)
(Câmara Brasileira do Livro, SP, Brasil)

Fernanda, Marcella
Não sou mulher de desistir de mim : texto sobre vulnerabilidade, amor-próprio e cura / Marcella Fernanda. -- 1. ed. -- São Paulo : Insignia Editorial, 2021.

ISBN 978-65-994042-1-4

1. Amor próprio 2. Autoajuda 3. Autoconhecimento 4. Cura 5. Mulheres 6. Vulnerabilidade humana I. Título.

21-61983 CDD-158.1

Índices para catálogo sistemático:

1. Autoconhecimento : Crescimento pessoal : Conduta de vida : Psicologia 158.1

Aline Graziele Benitez - Bibliotecária - CRB-1/3129

DEDICATÓRIA

Dedico este livro a todas as muitas mulheres potentes que me cercam. E em memória à mais gigante que já conheci: Neide Maria.

Mãe, você nunca desistiu. Lutou até o último milésimo de segundo de vida. É por isso que eu também não desisto. Força é herança ancestral, e isso, você me transfundiu ainda no ventre.

INTRODUÇÃO

Em algumas páginas deste livro, espero que encontre cafuné
Em outras, que encontre colo
Algumas linhas são verdade nua e crua (na pele sem armadura)
Alguns textos são um fim de tarde com as suas melhores amigas
Outros são noites longas e difíceis de dormir

Espero que você sinta tudo que eu senti
Mas que este livro NÃO preencha suas expectativas

Desejo que as linhas te atravessem de forma bruta
Pra existir o choque entre as palavras e os teus sentidos
Pro seu corpo precisar parar e raciocinar sobre o que aconteceu
E, aí sim, nesse exato instante, nós nos transformaremos.

JUNTAS.

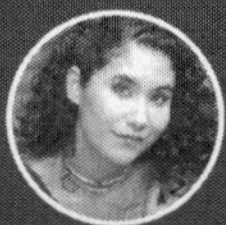

Marcella Fernanda
@Marcella_nanda

ZONA DE (DES)CONFORTO

Quantas vezes
A gente abre a ferida
De uma velha cicatriz
Só porque precisamos
Vê-la curar-se de novo?

Aqui estão as minhas.

Você não me ama, porque,
Se preciso me desfazer inteira pra te agradar,
E me quebrar em mil pedaços, até encaixar
Quando funciona
E você sorri em paz
É outra coisa que você ama
Porque eu já não existo mais.

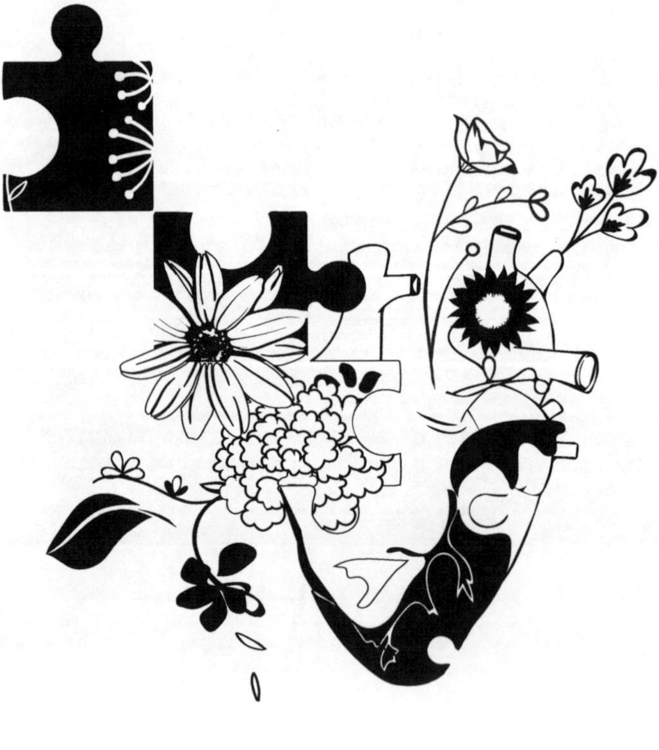

A Síndrome de a Bela e a Fera

Eu tenho a Síndrome de a Bela e a Fera. Confesso. Tenho um extenso currículo com caras problemáticos. Eu já sou tão envolvida nesse eterno *looping*, que é atração automática. Sou ímã. Sou colo, carinho e promessa de cura.

Sou competitiva e, como toda pessoa que tem essa natureza correndo nas veias, adoro um bom desafio. Funciona assim: é dada a largada, me comprometo a virar divisor de águas. Essa vida só tá desandada porque eu ainda não tava por aqui.

Cheguei! E pra botar tudo em ordem. Ou mais ou menos isso, porque eu prefiro aquela bagunça tão nossa, que já virou arrumação. Não pretendo mudar nada de lugar — gosto assim. Só preciso saber onde dói e por quê.

Preciso saber quem é você (parece óbvio e coisa a ser apresentada num primeiro contato, mas é amplo e a pergunta mais íntima que nós podemos tentar responder). Deixa eu tentar te ajudar, pode confiar.

Vai ficar tudo bem agora. Eu não vou embora! Porque eu sei que existe um cara incrível por trás de tanta mágoa e reflexo de autoproteção. Ninguém tem a cara de mau que banca. Não tem problema você não ter sido forte pra ter passado por tudo isso sem virar só espinhos e rancor. Você pode ser forte agora, porque eu tô aqui com você.

Vocês conhecem o fim dessa história. A Fera não é salva, não vira príncipe, nem esboça o mínimo de gratidão. Há muito tempo já caiu a última pétala dessa flor e esse feitiço não tem mais salvação. Só tem cárcere privado da Bela num relacionamento já falido ou fadado à falência. Só tem a Bela cada vez menor, pra tentar caber em algo tão pequeno.

Às vezes o amor transforma o outro. Mas, na maioria delas, morre de hemorragia após dar milhões de murros em ponta de faca. Aceito o óbito. Vivo o luto, compareço no velório, me refaço e... recomeço o ciclo.

Paro. Percebo que não são eles que precisam de salvação.

Uma vez, li que mulheres sem pai
Crescem tentando conquistar esse amor
Em homens que as rejeitam

Como se fosse um jogo
No qual a gente só pode perder

Se conquistamos, perdem a graça
Porque eles são muitos
São nossos
Mas não são você.

— Filha da mãe.

Precisamos falar sobre o medo de ficar sozinha

Sobre esse pavor de ficar pra titia, encalhada, virar a louca dos gatos... Esse pânico de não saber lidar com a própria companhia e preferir estar com qualquer outra (mesmo que seja péssima, o importante é não ficar só)... Em que momento da vida vocês entregam os pontos assim? Isso nem combina conosco.

Eu vejo relacionamentos bizarros por aí que podem ser tudo, menos amor. Eu vejo muita mina incrível, divertida, inteligente, carinhosa com uns namorados bem meia-boca e grosseiros. Uns relacionamentos sem nexo, sem paixão, só um costume triste e plano de fuga da solidão. Sério que vocês acreditam ou aceitam que merecem isso e tudo bem? Ser feliz fica pra próxima vida? Jura que é melhor esse ogro sem noção, que só te coloca pra baixo, do que passar esse mesmo tempo construindo as coisas sozinha e de coração aberto pro que vier? Falta de coragem, de amor-próprio e de fé. Pra eu perder, meu bem, a vida tem que me fazer beijar a lona — por W.O., *jamé*!

Mas eu olho à minha volta e vejo muita gente que desiste de procurar a felicidade e se conforma com a infelicidade mesmo, um futuro pesado, frustrado, mas a dois. E é isso que importa, né? Não, não é! Pelo amor de Deus, não pode ser. Não é possível que a gente desista tão fácil de sermos nós, inteiras, gigantes, intensas, e se acomode apertada numa vidinha mais ou menos com um cara bem mais pra menos que pra mais. Eu sei que a gente nem imaginou que as coisas seriam tão difíceis assim, que fomos perdendo uns sonhos e tantas outras coisas pelo caminho, mas o brilho, a essência e a vontade de viver **não dá** pra perder.

Tudo bem abrir mão de uma balada porque nesse dia o cara não vai poder. Mas não dá pra abrir mão de você! Não dá pra olhar no espelho e ver alguém que, agora, sim, combina com o tal sujeito, mas nem dá pra reconhecer. Não dá pra deixar pra lá todos os planos — de viajar, de dançar, de ser feliz — porque ele não gosta, porque ele não quer. O brilho dos olhos é a luz que deve nos guiar! Sozinha ou acompanhada, com três meses ou dez anos de namoro, você sabe que tá tudo errado quando essa luz se apagar.

Aí você precisa desistir do que apagou essa luz, e não de fazê-la voltar a brilhar!

Duas mulheres contra o mundo
Eu e minha mãe — por 26 anos
E eu vi, desde muito pequena,
O que o mundo faz com as mulheres guerreiras
Que precisam se virar do avesso pra sobreviver

Eu vi de perto
Todo o moralismo e as regras
Todas as migalhas e humilhação
Que o mundo tem a oferecer

Ninguém me contou, eu vi
Ela se rasgando ao meio até adoecer
Pra que eu crescesse e nunca precisasse
Pedir nada pra ninguém.

— Independência financeira é tudo que uma mulher pode ter.

Eu sou viciada em salvar

Vídeos que nunca vou assistir
Receitas que nunca vou fazer
Matérias que nunca vou ler

Deve ser por isso que
Mesmo tão cheio de **nunca**
Eu tentei salvar você.

Que Deus nos livre da Síndrome do Sapo Fervido

Tem uma parábola que diz: se você ferver uma panela com água e jogar um sapo lá dentro, ele pula imediatamente para fora. Água fervendo é uma cilada — algo óbvio até pra um sapo.

Mas, se você coloca o sapo numa panela d'água em temperatura normal, ele permanece. Fervendo gradualmente, ele continua lá, porque vai ficando quentinho, confortável e... morre escaldado.

Ciladas gradativas não são óbvias pra ninguém. Espero que saibamos a hora de pular fora da panela em vez de confundir o quentinho do costume com segurança ou felicidade.

Espero que tenhamos sensibilidade pra saber quando a temperatura estiver alta demais. Que a gente consiga ir preservando nosso amor e nossa fé no peito, nem que seja por um triz. Sem deixar o coração morrer escaldado da pior maneira possível: achando que tava sendo feliz.

Se nem você se dá
O afeto, a gentileza, o respeito
Que tanto espera dos outros
Como reconhecerá
Se recebê-los?

Ou será que já recebeu
E foi tão ameno, quente, colo
Tão saudável e bonito,
Que você estranhou

E foi embora?

Desculpa pelas mensagens que
Não mandei quando tava bêbada
Tem coisa que não sai
Nem com álcool.

— Tô trabalhando na terapia.

Todos os dias eu levanto e vou
Lavo o rosto e faço e sou
Mesmo quando desacredito de mim
Eu respiro e encho o peito de coragem

Porque eu quero parecer com a minha mãe
E tudo que é pequeno, é você
Que nunca me deu nada, mas me roubou
O direito de ser covarde.

— Pai.

Talvez não tenha sido ruim
Talvez tenha sido sorte
Ter sido criada por uma mulher tão forte
Sem precisar assistir a nenhum homem
Fazendo ela desmoronar.

— Matriarcal.

Por quantos anos você precisou ser mulher
Até conseguir não sentir culpa por ser humana?
Quantos anos levou até você parar de se desculpar
Por ser
Ocupar espaços
E sentir?

Hoje podemos falar sobre maternidade real,
Relacionamentos abusivos,
Sobre viver *gaslighting* tantas vezes que nos chamaram de louca

Depois de séculos
Pouco a pouco
Aprendemos a nos tocar
A (re)descobrir e amar nosso corpo

Quantos anos será
Que ainda vai demorar
Pra gente se curar
E voltar a voar
Como as bruxas que sempre fomos?

— Ancestralidade.

Sua escuridão é tão bonita quanto a sua luz
Por que tem tanto medo de que ela seja vista?
Quem você seria se fosse só qualidades?

Abrace seus defeitos
Aposto que não foi sua gentileza
Que te salvou dos seus poços mais profundos.

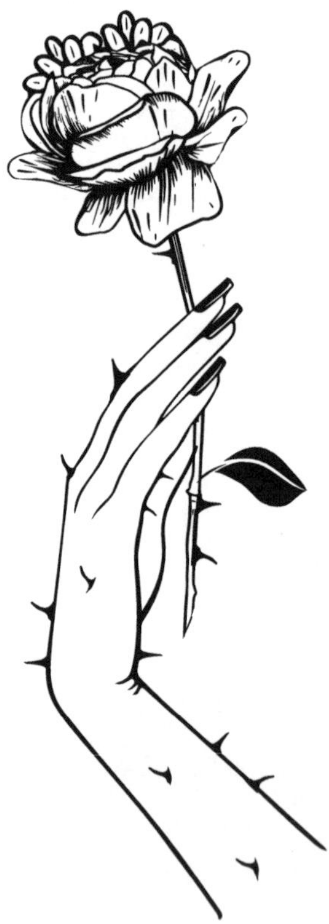

Não despenque da linha tênue!

Quase sempre há uma linha tênue separando uma atitude necessária de uma atitude péssima. Estar brava [linha tênue] ser cruel com o outro. Se priorizar [linha tênue] ser egoísta. Falar a verdade [linha tênue] ser grossa ou indelicada. Ser autoconfiante [linha tênue] ser arrogante. Se posicionar sentimentalmente [linha tênue] se humilhar. São milhões de linhas tênues, por todos os lados e em todos os nossos passos... Mas eu queria falar sobre essa última.

Quero falar sobre todas as vezes em que construímos armadilhas de ego e traumas pra gente mesma cair. Sobre todos os padrões de comportamento autodestrutivo que repetimos, porque nos deixamos acreditar que um buraco emocional era real. E viramos escravas dele. Sobre todas as histórias e culpas que distorcemos e das quais nos apropriamos, porque criamos uma realidade paralela em que só a gente erra e tem culpa. Acabamos virando o que acreditamos ser. E temos mania de querer/esperar que o outro nos enxergue de outra forma.

Quero te pedir pra não despencar da linha tênue entre se posicionar sentimentalmente e se humilhar. Existe um abismo entre impor nossos limites e implorar por afeto. E o que separa esses dois lados (como de praxe) é a forma como se diz. Experimente trocar "você precisa me dar mais atenção" por "não me sinto confortável com as coisas como estão: você vem, some, aparece quando quer. Por isso me afastei"; ou trocar "por que você não me assume?" por "olha, eu tô envolvida e não banco mais ficarmos dessa forma. Tá me fazendo mal ver/saber/imaginar você com outras pessoas. Prefiro abrir mão de nós dois do que me colocar nessa situação". Toda cobrança pode e deve virar um posicionamento (e atitude!), porque não podemos mesmo cobrar nada do outro, mas podemos e devemos decidir o que queremos/aceitamos pra gente, e o que não.

A gente é que ensina ao outro como ele deve nos tratar. A gente é que SE coloca em posições desconfortáveis, afinal ninguém nos manteve em cárcere privado. Você escolheu fazer mal a si mesma, pra que ele pudesse ficar confortável. Espero que consiga ser mais gentil com você e fazer escolhas melhores. Se alguém tiver que cair, empurre ELE da linha tênue.

Não sou de deixar pra lá
Porque esse "lá" é sempre
Algum lugar dentro de mim
E as coisas me assombram por anos

Se eu te procurei, anos depois,
Pra colocar as coisas em pratos limpos
Não se engane. Não foi por você.
Foi pra EU não morrer de fome.

O não saber/dizer me consome
Quando verbalizo,
Seu fantasma some!

Ser autocrítica demais é a minha maior autodestruição

"Antes feito do que perfeito" me soa inconcebível
E, por isso, quantas coisas legais eu deixei de fazer
Por sempre achar que nada nunca tava bom o suficiente

Quantas vezes gastei um mundo de energia em coisas pequenas, que poderiam ficar medianas,
E me frustrei buscando o perfeito que não existe
E quando conseguia vencer meus próprios muros
E pedir opinião de alguém
"Lindo", "incrível", "nossa, amei"

Como podemos acreditar e apoiar tanto
O trabalho de amigos e desconhecidos
E sermos tão duros e hesitantes com o nosso?

Como podemos nos esforçar tanto pra ser gentis com os outros
Porque "nunca sabemos a guerra que eles estão travando"
E sermos tão cruéis com nós mesmos
Conhecendo (e tendo vivido) cada mínima dor e cicatriz?

Ser perfeccionista não é qualidade! É viver com a saúde mental por um triz.

Você disse pra todos eles
Que não merece pouco
Muito menos um amor não gentil

Então, por que
É exatamente isso
Que você se dá?

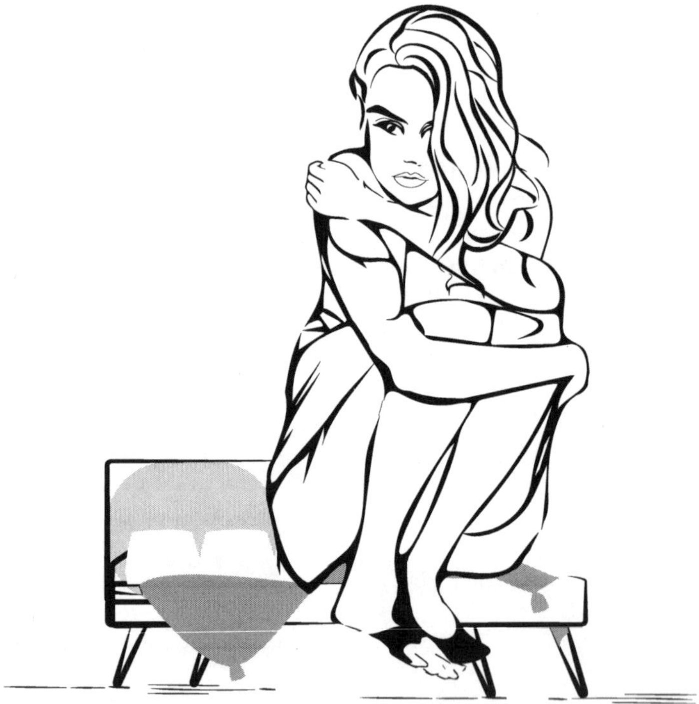

Não se cura uma ferida em que se mexe todo dia

Respeite o tempo de criar casquinha — e, quando criar, não arranque.

Cicatrização é um processo de paciência. Com as feridas que não podemos ver, não é diferente. Pelo contrário: exige paciência e cuidado em dobro.

Saia do ambiente/relacionamento que te feriu. Não coloque o dedo na ferida: se ver a pessoa no *feed* te faz sangrar, dê *unfollow*; se não tá pronta pra manter amizade, se afaste; se as fotos te fazem mal, apague. Ninguém se cura no ambiente em que adoeceu: retire-se.

Nada disso é sobre maturidade ou falta dela. É só você e seu processo de cura. E só você pode fazer isso passar. Sinta tudo que tiver pra sentir. Mas permita cicatrizar!

Tô aprendendo a verbalizar minhas dores
Até as que eu julgo como bobas ou infundadas

Porque, quando eu compartilho com alguém que me ama,
E recebo afeto e colo,
E ouço, em voz alta, que vai ficar tudo bem

Os problemas continuam ali, mas doem bem menos
Porque eles me ajudam a carregar o peso
E é muito leve (e lindo) saber que não estamos sós.

— Tô trabalhando na terapia II.

Seu feminismo liberta ou cria novas prisões?

O feminismo virou *hype*. Mas não do jeito que deveria ter virado (conscientizando as pessoas, empoderando e unindo as mulheres). O que eu mais vejo por aí é o feminismo segregador. Opressor. Barato. "Eu sou melhor que você porque nunca fiz uma rinoplastia, não uso maquiagem e meu cabelo é natural." "Toma aqui seu biscoito. Você não tem direito de reclamar de nada, porque é branca e magra." "Você é uma vergonha, porque é negra e alisa o cabelo. Precisa aceitar a respeitar suas raízes."

Em que ponto do caminho, em vez de nos acolhermos, nos apropriamos do discurso "não sou sua inimiga, somos irmãs" para apontar o dedo e julgar a outra porque ela é diferente daquilo que julgamos cool e evoluído? Quando pegamos a bandeira "Fim da competitividade feminina" e a deixamos caída no chão enquanto levantamos o nariz e nos achamos muito melhor só porque optamos por uma beleza mais natural e uma *playlist* MPB intelectual? Quando decidimos que é over competir por macho, mas "militante" competir por quantas "categorias de minoria" a gente acumula? Quando começamos a ser tão insuportáveis, que passamos a distanciar as pessoas desse movimento TÃO importante, que é o feminismo, ao invés de nos aproximarmos, e abraçarmos, e alcançarmos mulheres que precisam tanto dele?

Pior do que *mansplaining* e todos esses termos bacanudos em inglês que nunca vão chegar às donas de casa, só uma mulher que se autodeclara feminista sendo tóxica "em nome do feminismo". Não troque a ditadura da beleza de capa de revista pela ditadura da beleza natural. Não tripudie mulheres que você julga como padrão: elas também têm suas próprias dores e obstáculos, afinal todas nós já nascemos em desvantagem só por sermos mulheres. Não deslegitime a luta da próxima. Não desencoraje o processo dela de autoaceitação. Adote um feminismo que LIBERTA. Tudo que **NÃO** precisamos é de mais prisões!

As coisas são como são
Não importa o porquê
E você sabe disso
Sabe que o motivo, na real, não faz diferença

Só que continuar tentando entender
É a forma que você encontrou
De continuar presa
Deixar quieto é a chave da porta

Liberte-se.

— Não more sozinha em histórias que já acabaram.

A única coisa da qual me arrependi
Em toda a minha vida
Foi de tentar segurar nas mãos
Gente que tava de partida

Não tem nada mais triste
Do que querer alguém
Que decidiu e escolheu ir embora

E ter me doado mais, e mais, e mais
Enquanto ele só se mexia
Pra dizer que eu não era suficiente.

— Não se doe até ficar vazia.

Eu sei continuar de pé
Quando a tempestade vem
E tira tudo do lugar
Eu sei sangrar
Sem morrer
Eu sei arder
Eu sei queimar
Eu sei lutar

Só preciso aprender
A me permitir **descansar**.

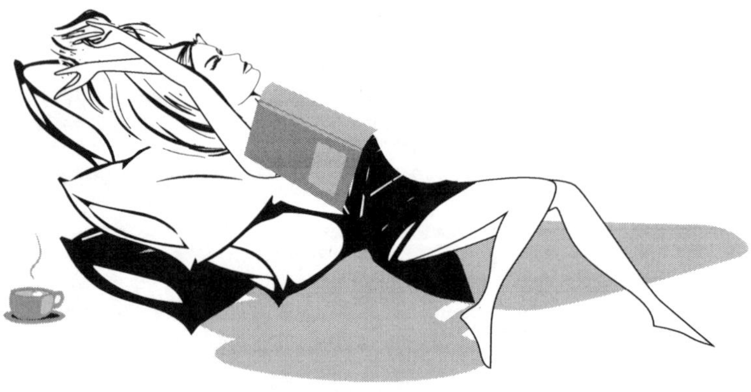

Eles passam tempo demais discutindo
Se concordam com as mulheres decidindo se serão mães ou não
Se podem ou não abortar
Se devem ou não amamentar em público

E tempo de menos
Sendo pais.

— Só um nome na certidão (ou nem isso).

Você tem 5 minutinhos para ouvir a palavra do autocuidado?

O autocuidado vai muito além de um dia de máscara facial, da *playlist* preferida e de pepinos nos olhos: ele mora no "não" que dizemos ao outro. Não posso absorver seus problemas agora, porque estou num árduo processo de cura dos meus. Não posso te dar força nesse momento, porque estou recarregando a minha, e cada pouco me faz falta. Não posso acarinhar sua dor, porque estou com as mãos ocupadas tentando acalmar a minha.

E tudo bem não estar disponível. Tudo bem não ser colo, gratidão e afeto o tempo todo. Não é nem um pouquinho de egoísmo, displicência ou falta de empatia. Parem de demonizar o autocuidado real e reduzir esse processo (tão importante e tão contínuo) a um dia por mês de beleza, ou de sofá, pijama e livros. Um dia dedicado a se abraçar é nada se, em todos os outros, nos negligenciamos.

Seja uma mulher que se mantém sã, forte e luz para, aí assim, levantar outras mulheres. Autocuidado é necessário. Não só pra você, mas também pra quem te cerca: ninguém pode ajudar o outro se estiver doente. Portanto, priorize sua própria cura! Sempre.

Aprender a amar um amor saudável
Que escolhe e sabe ficar
Assim como você aprendeu
A amar amores turbulentos
Que te viravam do avesso
E depois iam embora.

— Amor é sobre colo e paz agora.

Eu tenho medo de ter gastado todo o meu carinho
e a minha paciência
Tentando fazer amores falidos voltarem a respirar
E ter restado só esse cansaço
Confortável, egoísta e familiar

Que só quer trabalhar, ler um livro e se jogar no sofá
Que tem preguiça de lidar
E deixa as portas escancaradas
Porque prefere ver gente indo embora
A tentar (de novo) fazer alguém ficar

Eles vão se encantar pelo seu jeito
Livre e independente
Mas só enquanto você é desejo

Quando te amarem
E começarem a achar que você os pertence
Eles vão se incomodar com o seu jeito
Livre e independente

A liberdade só é bonita de longe
Amar sem aprisionar assusta a pessoa
Poucos têm coragem de bancar
Amar uma mulher que voa.

— Você tem?

Aproprie-se dos seus créditos

Em 2013, Emma Watson declarou: "Parece que, quanto melhor eu me saio, maior é o meu sentimento de inadequação, porque penso que, em algum momento, alguém descobrirá que eu sou uma fraude e que eu não mereço nada do que conquistei". Anos antes, Kate Winslet desabafou algo bem parecido: "Eu acordava de manhã, antes de ir para uma gravação, e pensava: 'Não posso fazer isso. Eu sou uma fraude'". Você pensa o mesmo. E eu também. É uma sensação comum, com nome e muito estudada: a "Síndrome do Impostor", que, segundo a psicóloga Gail Matthews, atinge 70% dos profissionais bem-sucedidos, principalmente mulheres.

Mas a coisa toda vai bem além do campo profissional. As vítimas dessa síndrome jamais relacionam seu sucesso à inteligência, competência ou habilidade pessoal. Dedicam tudo à sorte, espiritualidade ou qualquer coisa externa, renunciando todo o crédito da obra. Desmerecendo seu próprio esforço e talento. Parece familiar?

Autorresponsabilidade é um tema que está em alta – principalmente a afetiva, graças a Deus e a todos os conscientes e conscientizadores envolvidos (é bom treinar o reconhecimento do esforço humano, sem creditar tudo ao Divino). Mas e quando a autorresponsabilidade é sobre coisas boas? Sobre assumir a sua responsabilidade a respeito da mulher incrível que você se tornou (tenho certeza de que seus pais tiveram uma colaboração brilhante, mas você é parte fundamental disso), a respeito do trabalho maravilhoso que você faz (seja como CLT ou vivendo sua arte)? A respeito das pequenas vitórias de todo dia? Da grandiosidade que é continuar sendo gentil em um mundo cão?

Autorresponsabilidade para entender que tudo de bom que acontece são flores das sementes que VOCÊ plantou. Deus, destino, orixás, Ganesh... eles podem dar uma ajudinha, mas nunca poderiam trilhar esse caminho por você. Aproprie-se dos seus créditos! Sem culpa. E perceba o quão gigante você é. Uma vez, comentei com a minha psicóloga que eu dava muita sorte com amigos e sogras. Ela riu e disse que não era sorte, mas consequências das minhas escolhas. Depois desse dia, nunca mais consegui enxergar as coisas por outra perspectiva: minha sorte sou EU e minhas vitórias são só as colheitas da vida.

Você não cria forças pro "vai ou racha"
Já que, desse jeito, pra você, não tá legal
Porque você tem medo de ele rachar
E vai ficando assim mesmo
E vai se magoando, sem nem perceber

Veja só o *plot twist*:
No fim das contas,
Quem racha um pouquinho todo dia é você.

Que a gente aprenda a se inspirar
Em vez de se incomodar
Com o brilho das outras.

— Somos estrelas da mesma constelação, e não rivais.

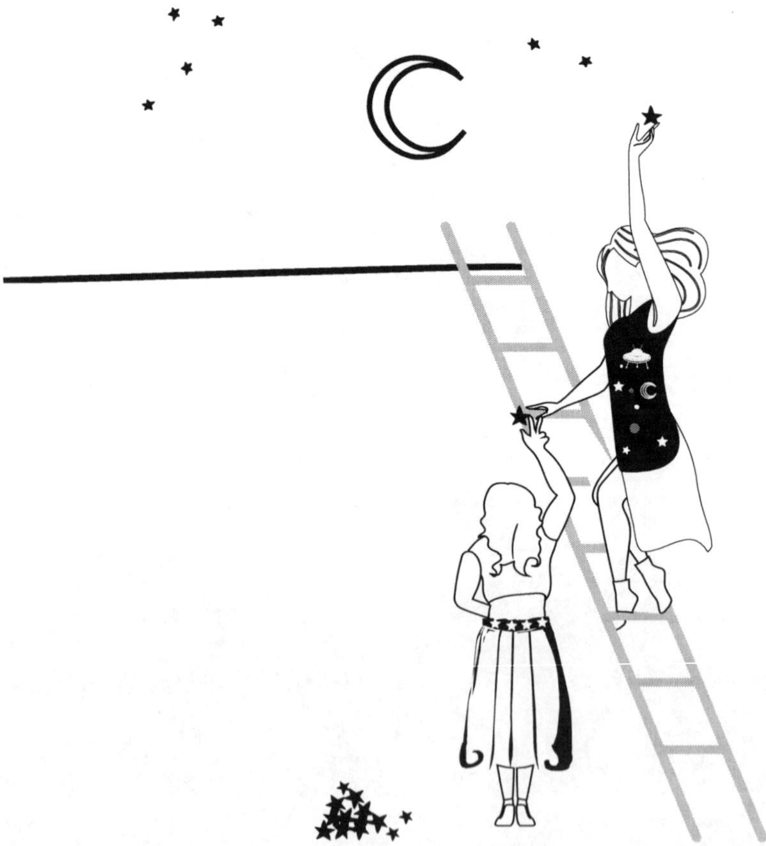

O meu maior e mais importante pedido de DESCULPA

Nesse mundo todo, EU sou a pessoa pra quem mais devo desculpas. Devia. Porque aqui está:

Desculpa por ter odiado seu cabelo, seus traços, suas curvas ou a falta delas, te submetendo a rituais de beleza agressivos e frequentes. Desculpa por ter apagado por tantos anos a sua identidade, que diz tanto sobre de onde você veio e quem você é.

Desculpa por todas as vezes em que eu quebrei algum ossinho ou sonho seu, te dobrando em mil posições e imposições, tentando te encaixar. Desculpa por não ter notado que você era tão maior que tudo aquilo.

Desculpa por todas as situações difíceis e dolorosas, pelas quais você nunca mereceu passar.
Por todas as vezes em que eu te podei e anulei pra caber num relacionamento medíocre.
Por todas as vezes em que eu te deixei acreditar que era louca, e paranoica, e exagerada, e culpada.
Pelas coisas bonitas dentro de você que eu matei, acreditando que isso nos daria algum tipo de sobrevida.

Desculpa por não te abraçar e acolher em todos os finais em que você saiu sem forças e com cortes fundos por minha causa.
Me perdoa pelas tantas vezes em que eu duvidei da sua capacidade. Por sempre pensar que você não conseguiria tanto ou que não era boa o bastante.
Por enxergar e acreditar no potencial de todo mundo, menos no seu. Pelo meu feminismo barato e hipócrita que cobria tantas mulheres e te deixava nua.

Desculpa por ignorar o mundo e as mágoas que você carrega nas costas e te comparar com as outras — como se você fosse menos forte, inteligente ou bonita.
Desculpa por não respeitar seu ritmo, seu tempo, seu florescer — que de jeito nenhum é melhor ou pior que o dos outros.

Desculpa por todos esses anos em que eu joguei as responsabilidades do mundo em cima de você, não vibrei com as pequenas (e muitas, e lindas) vitórias e valorizei cada mínima derrota como se você fosse feita de mais fracassos do que de sucesso.

Desculpa ter me desculpado com tanta gente que nem merecia e só ter parado para pedir seu perdão agora. "Sinto muito. Me perdoe. Sou grata. Eu te amo". Estamos prontas e em paz para voar — afinal, seremos nós duas pelo resto da vida.

Que sejamos mulheres que levantam outras mulheres, mas, principalmente, que levantam **a si mesmas**!

Já sou tantos anos de luta,
Que tenho medo de relaxar
E deixar de existir.

— As batalhas contra mim são sempre as piores.

Você fez o melhor que poderia ter feito
Você está onde precisa estar agora
Você conheceu quem devia
Trocou o que podia
Aguentou ver indo embora

O outro passa pelo mesmo processo — não podemos esquecer
Com suas próprias limitações e seu próprio tempo
Cada um dá o que tem, e como pode
E não podemos transfundir amor e maturidade emocional pro peito de ninguém

Cada um só vai até onde alcança
E, se você pode e precisa ir além,
Te desejo força e sabedoria
Pra aprender a ir embora também.

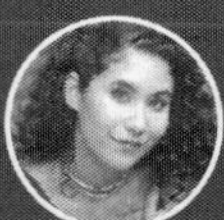

Marcella Fernanda
@Marcella_nanda

ARREDA, HOMEM, QUE AÍ VEM MULHER

Já tive borboletas no estômago
Hoje tenho raios
Mil trovões
Uma tempestade pronta
Pra lavar
Ou destruir

Depende muito da força
Que você despertar em mim.

Não tem nada mais potente ou bonito
Que uma mulher tirando a tristeza do caminho
E se arrumando pra mais um renascer

Você vai notar, pelo andar ou pelo sorriso,
Que ela acabou de descobrir que tem tanta força
Que é capaz de fazer a terra estremecer

— Aqui, a tigresa pode **mais** que o leão!

Não sou vítima
Das minhas dores ou circunstâncias
Sou dona
Sou cura
Sou potência

Sou o que eu construí em cima de todos os escombros
Sou o que eu espalhei de afeto
Sou meu peito tão cheio de coisas boas,
Que nem parece ter se quebrado tanto

Sou amor
Sou reza
Sou gigante
E não caibo em palavras
Ou posições tão apertadas
Que limitam, definem e definham

Eu sou fenômeno da natureza!
Tempestade
Cachoeira
Vulcão

Você acha que me tem sob controle
E, de repente,
Enchente, tromba d'agua, erupção.

Eu sou igual às outras.

Porque dividimos boa parte das dores
Cultivamos as mesmas inseguranças
Fomos ensinadas, com a mesma pouca idade, a nos odiar

E a nos comportar — porque você nasceu com ele, mas nós precisávamos nos dar ao respeito
E tivemos que inibir, por tantos anos, nossa sexualidade — pra não parecer vulgar
E podar nossos excessos, pra não envergonhar nem provocar

Eu sou igual às outras
Porque você usa o mesmo adjetivo "louca"
Quando tenta nos censurar, reduzir, manipular
Ou simplesmente quando você não concorda com a nossa fala
Como se nossas palavras e ideias só pudessem ser legítimas
Se fossem validadas por você

Eu sou igual a elas
Porque também fiquei pequena tentando me encaixar
Também distorci meus traços tentando embelezar o que já nasceu bonito
Porque trabalho na terapia todos os sentimentos que outros, como você, tentaram matar
Ou fazer parecer errados

Então não me diga
Que sou diferente
Como se fosse um elogio
Se ser igual a elas
É o que tenho de mais bonito e ancestral.

Crescemos assistindo a contos de fada
Comédias românticas
E todas essas fábulas
Que nos ensinam que sofrer é romântico
E a salvação mora no outro

Por isso demoramos e perdemos tanto
Até aprender
Que somos nós que chegamos num cavalo branco
Pra nos salvar de nós mesmas

E ser feliz às vezes
Porque pra sempre é tempo demais.

— Sou a princesa, o príncipe e o dragão.

Toda vez que você divide
Conhecimentos, sentimentos, experiências
Com outra mulher
As duas ficam maiores

E eu quero ver todas gigantes
Suportando umas às outras
Admirando o que veem no espelho
E dominando o mundo — **principalmente os seus.**

— Sou porque somos!

Falência de uma indústria bilionária de cosméticos
Desespero de milhões de cirurgiões plásticos, ricos e renomados

Crise existencial de tantos homens que só conseguem ter mulheres incríveis porque as convencem, todos os dias, do quanto elas não o são

Acreditar que somos lindas vai bem além de amor-próprio: **é revolução!**

Quem não aguenta com mandinga, não carrega patuá

Não precisa me conhecer a fundo pra sacar a minha essência. Seja onde for, se eu chego, você vai me notar e perceber que não sou do tipo morno, discreto, que chega e sai sem ser notada. Cê vai ouvir minha gargalhada, vai me ver gesticular. Bela, desbocada e do bar. Eu sou do tipo que precisa se expressar: nas caras e bocas, nas roupas, nas tatuagens. No exagero mais discreto ou na discrição mais exagerada que você já ouviu falar.

Eu chego e dou o meu recado, goste quem gostar. Você ama ou odeia, mas tem que admitir que não dá pra ignorar. Eu chego fazendo barulho! Eu danço, eu bebo, eu tropeço. Eu falo, depois eu penso, mas não me arrependo, não. Eu canto sem ritmo e sem a menor afinação, mas com emoção e performance brega de karaokê — que é pra combinar com a vida.

Eu amo coisas paradoxais, desde estilo musical à comida. Não tem nada óbvio, não tem um raciocínio lógico, eu misturo tudo porque me acho é na bagunça. Não preciso parecer isso ou aquilo, cult ou descolada. Eu sou um pouquinho de tudo, eu sou corpo jogado no mundo, eu sou o meu mundo todo na primeira jogada.

Cê não precisa de mais que uma rodada de cerveja no bar pra saber exatamente onde vai pisar: eu escancaro tudo que sou e que sinto, sem mimimi, sem blá-blá-blá. Quem achar pesado, já vai fazendo o favor de se levantar. De me poupar. De não voltar. Porque tem vida demais pra viver, gente demais pra conhecer; então, vê se não leva a mal, mas não tenho mesmo esse tempo pra perder.

Se você não consegue acompanhar meu raciocínio, pode rir e chamar de "viagem", que eu também sou mochila nas costas! Louca pra ir embora de tudo, louca pra explorar. Mochileira que ama um romance-porto-seguro, louca pra ficar. Duas mulheres que não se comunicam dentro de mim. Duas mulheres prontas pro que der e vier, pra quem vier e fizer, quem merecer estar. Tu acha que consegue bancar?

Porque eu sou essa confusão aí e não quero ninguém tentando me arrumar. Sou inteira, sou intensa, sou tempestade e não vou mudar. Só fica quem pode, quem quer, quem eu quero e quem encarar. Porque quem não aguenta com mandinga, meu amor, não carrega patuá!

Tu diz que gosta do meu jeito
Que te lembro um vulcão
Adora a magia das lavas
Mas não aguenta uma erupção.

— Só mais um que eu lancei pelos ares.

Eu farejo um homem como você a quilômetros de distância
Um homem que quer uma mulher gigante
Para ter a glória de apequenar
Que se apaixona não pelo meu brilho,
Mas pelo prazer de tentar apagar

Um homem que começa dizendo que sou linda e inteligente
Pra depois dizer que sou louca, num tom sutil e convincente
Até conseguir me calar

Hoje é seu dia de azar
Porque eu (re)conheço teu cheiro
E tô sempre pronta pra atacar.

— Todo dia é dia da caça por aqui.

Se você acha
Minha língua afiada
É porque não conheceu
O resto do meu corpo

Cada poro é poesia
Mas corta feito navalha
E te engole sem esforço.

— Se mulher é objeto, que seja cortante.

Não são estrias
São listras
Um motim que se formou
Pra marcar na pele
A tigresa que eu sou.

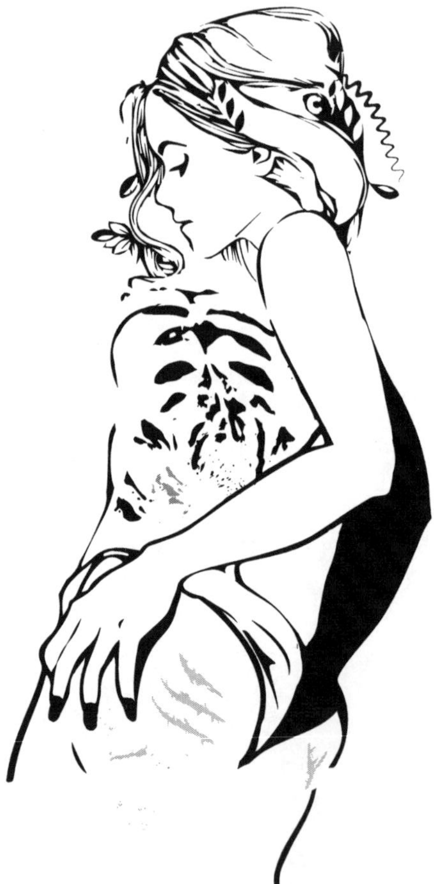

Dê um tempo na saga de descobrir tudo que o outro gosta, sente, pensa, quer. Pause tanto esforço pra desbravar um mundo que não te pertence.

Pare por um minuto e olhe pra dentro.

Se coloque como centro. Seus próprios Terra e Sol, em constante movimento de translação. O que diz a voz do seu coração? Você consegue ouvir e se conectar com a sua intuição? Do que é feita a sua luz? Como você tenta iluminar sua escuridão?

Não somos água parada em forma barata, que ganha um novo formato em gelo se adaptando a cada relação. Somos água corrente de rio, tempestade: fenômeno da atmosfera em agitação.

Então tateie sua alma. Vai descobrindo com calma tudo que você é e o que deseja ser. Seja consciente dos seus defeitos e fascinada pelas suas qualidades. Encare seus medos de cima e com o nariz empinado de quem nunca vai se render a eles.

Ame seus traços, seus rastros, suas marcas. Crie raiz. E asas. Olhe pra trás e lembre de tudo que você passou pra chegar até aqui. Olhe pro espelho e morra de orgulho da mulher que você batalhou tanto pra ser.

Gratidão. Amor-próprio. E, diariamente, uma nova oportunidade de se (re)conhecer.

Descubra e se apaixone pelo universo que há em você!

Você não pode me tocar
Se não souber respeitar e adorar
A deusa que mora em mim

Meu sexo é ritual
Meu corpo é templo
Minhas lágrimas, água benta

Eu sou uma oração
Ouça e reze com atenção
Quero altar particular
Amor, oferendas e devoção.

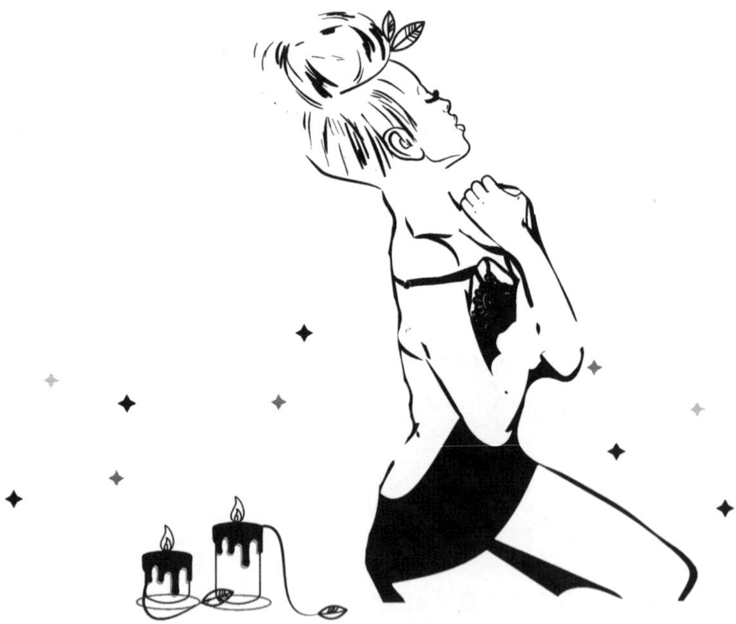

Não é sobre TER que alisar o cabelo ou não
TER que se depilar ou não
TER que se exercitar ou não

E sim sobre NÃO TER
Nenhuma parte do seu corpo
Como inimiga

Sem problema o seu cabelo cheio de frizz
Tudo bem sair com os pelos crescendo ou à mostra
Tudo ótimo dobrinhas na barriga

Temos guerras mais importantes pra travar
Sei que nos ensinaram isso desde criancinhas
Mas é tempo de **desaprender a nos odiar**.

Nem sei quantas vezes precisei morrer
Pra renascer a mulher que sou hoje

E, embora não romantize a dor,
É inquestionável que sou feita dessas pequenas mortes
Que me destroem e reconstroem tão mais forte
Que nada mais pode me desestruturar

Se você me conheceu há meses,
Já sou outra.
Permita que me apresente de novo:
Sou tão maior
Tão melhor
Tão mais segura do que sou
E do que ainda quero ser

Mais livre para me impor quando preciso
E pra ceder, quando não

Mais LEOA!
Selvagem e incansável nessa saga diária
De rugir mais alto que o leão.

Será que você sabe
Que tudo teu é tão singular
Forte e cheio de personalidade
Que você seria bonita
Mesmo sem ser?

— Beleza vem de dentro.

A maior liberdade que existe
É conseguir me libertar das culpas
De tudo que não fui e/ou não fiz
E compreender que sempre dei o meu melhor
Com a consciência que eu tinha, na época

Como poderia exigir que minha menina de 18 anos
Agisse com a maturidade que tenho hoje?
Se ela não tinha um terço das minhas cicatrizes
Se ela nem fazia ideia de que era capaz de morrer
E renascer (mais forte) tantas vezes

O carinho mais difícil que existe
É abraçar minhas versões antigas
Pra estancar boa parte das nossas feridas

E mostrar pras versões que ainda estão por vir
Que estamos todas juntas
Em eterna evolução
E que SEMPRE ficará tudo bem!

Sem tempo, irmão!

Quem gosta de sofrer por paixonite é adolescente. Gente, que adulto funcional tem tempo pra jogos sentimentais e correr atrás de gente indisponível? Pergunta séria! Quem, no auge da sua maturidade, no meio de mil responsabilidades, tem disposição pra se colocar nesse lugar depreciativo E exaustivo?

Provavelmente algum adulto com poucos boletos e projetos pessoais — felizmente, não é o meu caso. Dá licença, que eu não pago terapia pra isso! Não desperdiço o tempo da minha psicóloga, nem o meu.

Ninguém é tão ocupado que não possa se fazer presente virtualmente, num aplicativo de mensagens que — pasme — exige apenas alguns movimentos dos dedos. Pessoas inacessíveis geralmente têm um bom motivo para não estarem sendo acessadas — na maioria das vezes, o famoso motivo "escolha própria". Escolheu, tá escolhido.

Agora tu vê: eu, cheia de questão da infância pra trabalhar ainda, vou gastar essa energia? Não posso. Desculpa. Quem gostava de amores impossíveis era a eu adolescente (que não precisava lidar com/administrar a complexidade da própria existência). A versão adulta (exausta, diga-se de passagem) gosta de praticidade. Disponibilidade. Sinceridade. Reciprocidade. PAZ. E viajar no fim de semana.

Já corro atrás de sonhos, estabilidade financeira, saúde mental, sono em dia e um monte de coisas. Correr atrás de gente? Ah, não dá. Não dá mesmo! Vida amorosa, a essa altura do campeonato, é lugar pra sentar e DESCANSAR. E maratonar Netflix.

Eu, hein!

Não prestei atenção, você fala demais
Ele me disse

Eu falo mesmo. Não dá pra negar
Tenho milhares de mulheres
Censuradas por anos
Presas na garganta
Quem ousaria nos calar?

Vou sempre falar
Demais
Como tudo que faço na vida
Muito, inteira, intensa, entregue

E, onde não couber tanto,
Eu vou embora
Sem negociação e tão rápido
Que você nem vai prestar atenção.

Se você acha que bancar uma mulher é o caminho,
Comece bancando o que sente.

— Isso é o que mais importa pra gente.

É sempre bom ouvir que somos lindas
E que somos o bastante
Principalmente de quem a gente ama.

Mas espero que você tenha isso como um pequeno prazer
Um carinho, uma gentileza, um cafuné...
E não uma condição pra confiar
Que você, de fato, é!

(Porque você é!)

Louca. Exagerada. Surtada. Dramática.

Eles usarão muitos adjetivos pra descredibilizar tua luta
Pra amarrar tua língua
E apagar tua luz

Neurótica. De TPM. Desequilibrada.

Tentativas desesperadas de te fazer duvidar
Do teu sexto sentido
Da tua inteligência
Do teu ventre sagrado

"Mulherzinha", eles dizem

Como se isso fosse ofensa
Como se ser mulher fosse algo diferente ou menor
Do que colo, força, criação

Se me permite a correção: MULHERÃO

Porque ser mulher já é ser **gigante**.

Há quem nunca tenha entrado numa cachoeira
Pelo pavor da possibilidade de uma tromba d'água

E as cachoeiras continuam ali
Imponentes
Deslumbrantes
Fazendo a água dançar

Nenhuma cachoeira ficou fraca porque alguém tem medo
Nenhuma cachoeira se esvaziou pra agradar ninguém

Você é uma mulher infinita
Gigante, forte, extraordinária
E azar de quem não se atreve a mergulhar.

— Continue fazendo a água dançar!

Eu celebro a mulher que estou me tornando

Porque só eu sei o que passamos
Abdicamos e sangramos
Pra chegar até aqui

Só eu sei dos planos — os concretizados e os interrompidos
Só eu sei dos danos
De todas as mortes e reconstruções
Só eu sei da dança com a vida e o caos
Das surpresas — as agradáveis e as paralisantes
Que nos abraçaram pelo caminho
Só eu sei do gosto
Das curas
Dos prazeres
Do jardim

E do milagre
Que é virar, todo dia,
A melhor versão de mim.

Vingança é um prato que se come
Sendo feliz demais
E deixando o outro morrer
De fome da gente.

Se você gasta mais energia construindo jaulas discretas
E tentando fazer com que as grades pareçam gentis
Do que sentindo o vento das asas dela
Não confunda seu deslumbre com amor.

— Nem atrapalhe o voo do pássaro!

Transição ~~capilar~~

Não é justo chamar a transição de "transição capilar"
Porque ela nunca foi só sobre cabelos
É bem mais profunda e intensa que isso

É um processo de autoaceitação e amor-próprio
Bem mais complexo e bonito
É sobre olhar para o espelho e conseguir se reconhecer

É sobre demolir toda a construção do que entendemos como bonito
E erguer, tijolo a tijolo e debaixo de sol,
O padrão de beleza no qual perfeito é a beleza real

A Transição vai muito além de qualquer mudança estética
À qual eu resolvesse aderir
A verdade é que voltar aos cachos
Foi só consequência de me **REDESCOBRIR**.

Duas mulheres dentro de mim
Opostas e coexistindo

Uma delas, *workaholic*
Preenchida pelo trabalho e por listas de tarefas
Perdida no tempo e no perfeccionismo
Com um notebook no colo, movida a fazer dinheiro e fazer bem-feito

A segunda, selvagem. Livre. Conectada com a natureza.
Perdida nas próprias palavras e curas
Num eterno resgate da ancestralidade
Preenchida por propósito e movida a SER
E fazer a diferença na vida das pessoas

Quando alimento em excesso uma, a outra passa fome e adoece
Então passeio pelos dois universos
Equilibro os dois banquetes
Sempre atenta à minha intuição e descobrindo
Do que cada uma precisa e do que é capaz

Porque preciso das duas fortes e nutridas
Pra existir completa e em paz.

— Respeite e abrace sua dualidade feminina.

Eu amo o conceito do xingamento "malcomida"
E como os homens enchem a boca na hora de proferir
Malcomida!
Como se fosse um monstro nosso
Como se pudesse nos ferir

Queria te dizer que você tá certo:
A maioria das mulheres é bem malcomida, sim

Porque os homens aprendem a fazer sexo com filmes pornôs
Que são produzidos, veja só, ignorando nossos corpos e nosso prazer
Então a maioria dos homens não aprende a fazer sexo
Aprende a meter

E é por isso que a maioria das mulheres
Cansada de ser malcomida com tanta convicção, autoestima e entusiasmo
Só tem a si mesmas pra aprender
Com quantos dedos se faz um orgasmo.

— Malcomida é xingamento pra você, que não sabe comer.

Eu quero ter marcas em volta do olhar, de quem viveu sendo tão feliz, que ria até com os olhos

Marcas na testa, de quem nunca se conformou e sempre manifestou opiniões fortes — até com o rosto

Quero ter as marcas nos cantos da boca, que emolduram gargalhadas e palavras de uma vida inteira — sempre intensas, como a dona

Quero que quem me veja não precise de apresentações
Nem tenha como duvidar
Que eu vivi GIGANTE — como tem que ser
Que eu sempre fui essa tempestade, essa calmaria dançando abraçada com o furacão

E que sempre me expressei: com muitos textos, sentimentos e falas
Então por que apagaria minhas linhas de expressão?

Quero deixar os fios brancos ocuparem seu espaço
Como sempre abri o caminho e os braços
Pra todas as versões de mim

Dizem que homens grisalhos são charmosos
E com isso eu até concordo
Mas não imagino nada mais sexy
Que uma mulher experiente, segura e dona de si.

— Deixem as mulheres envelhecerem em paz!

Você não pode mais me convencer
De que meu inimigo são elas
E meu salvador é você
E que devo me sentir especial
Só quando um homem me amar

Não depois de tudo que vivi e morri
E de toda a força sagrada que encontrei
No colo de outras mulheres

Não depois de tudo que falei e ouvi
E de todas as dores, as inseguranças e os obstáculos que descobri
Termos em comum

Não depois que eu aprendi
Que sozinhas somos muito,
Mas juntas somos cura e força
Capaz de fazer qualquer monstro cair

E era isso que você mais temia
Quando falava que era coisa de malcomida
E que o feminismo era só mimimi

Tinha pavor de que nós percebêssemos
Que enquanto nos distraíamos nos odiando
E competindo entre nós
Só continuaríamos pequenas e sendo engolidas
Pelos inimigos de verdade

Que não sou eu
Nem são elas
Mas, sim, o patriarcado e você
Que acha bem confortável tudo como está.

— A guerra é outra. Não se distraia!

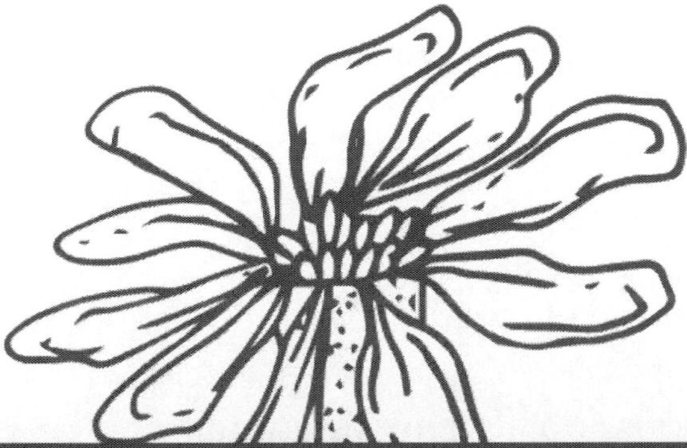

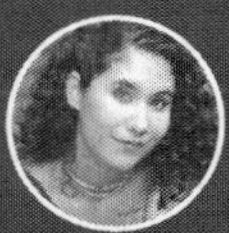

Marcella Fernanda
@Marcella_nanda

DEVEMOS NOS CULPAR SÓ PORQUE TEVE FIM?

O que é finito
Não é também bonito
E suficiente?
— Vivemos o amor que era possível.

Será que conseguimos não manchar com mágoas?

Tente falar sobre nós
De algum jeito que soe mais heroico

Vá, se esforce

Relativize seus deslizes
Pinte a sua partida de uma forma mais nobre

Desminta quando alguém perguntar
Se você fugiu porque teve medo
Quando tentou e não conseguiu me domar.

— Sou demais para o teu quintal.

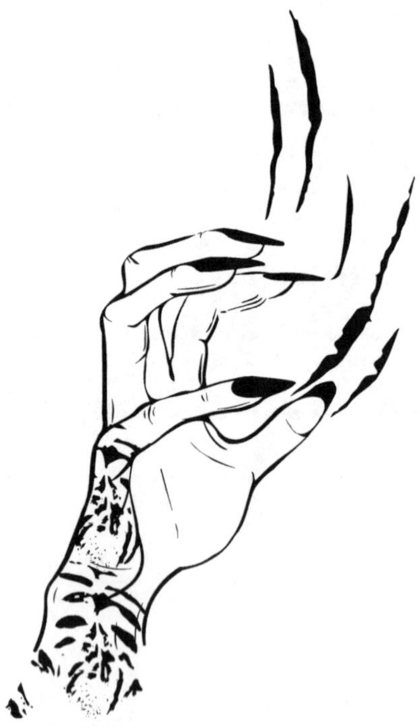

Eu senti meu corpo te expulsando
Eu suava e sabia ser você
Escorrendo pelas costas, até tocar o chão

Os cílios caíam por todo canto
E eu sabia serem pedacinhos seus

O estômago embrulhava e me roubava o apetite
E eu perdia alguns quilos de você

Eu ouvia músicas, via filmes
E as lágrimas de você se jogavam sozinhas
Pra desafogar o coração

Você precisava sair
E meu corpo fez um belo trabalho
Como se estivesse expelindo um corpo estranho que ficou preso no pé
Ou um vírus que me invadiu pela respiração.

— E, no fim das contas, estava.

Não sei até que ponto sou assim porque sou
Ou até onde vão e acabam as cicatrizes que você deixou

Quando a gente se amou
Eu tava tateando e descobrindo
O amor e a mulher que começava a se construir

Então, de certa forma, muito deles dois você moldou

Meu jeito de amar
Respeitando o seu não gostar de demonstrações públicas de afeto

A mulher que eu virei
Andando na pontinha dos pés nos seus sentimentos, porque eles sempre te assustaram
Então nós tínhamos que sentir muito e falar pouco, pra não precisar lidar com isso

De certa forma, muito deles dois você podou

E agora eu não sei se essa é a minha linguagem de amor
Se essa é a minha forma de sentir
Ou se é só um amontoado de tudo que você censurou

E agora não sabe mais sair.

Lembro do dia em que insistiu para que eu provasse o chocolate meio amargo que você tinha comprado. Eu sabia que não gostaria. Gosto de tudo doce — a vida já é amarga demais pra também submeter meu paladar.

Mas você insistiu
Brincou que eu pensava que já sabia tudo da vida, com tão pouca idade
Não entendeu que, na verdade, eu gostaria de saber bem menos do que sei.

Provei. Não gostei — como eu sabia e avisei que iria ser.

Enquanto eu mastigava, o gosto era muito bom
Mas, após engolir, deixou um gosto tão amargo na boca
Que me fez pensar se valeu a pena
Os poucos segundos de prazer

Igual a você.

(Será por isso que você gosta tanto?)

A gente só conhece alguém quando termina
E, ao dizer isso, me incluo

Eles só conhecem meu peito aberto
Meu amor intenso e inteiro
Minha paciência e alma exposta

Nunca imaginam que
Com a mesma facilidade com que me entrego
Eu me junto e vou embora!

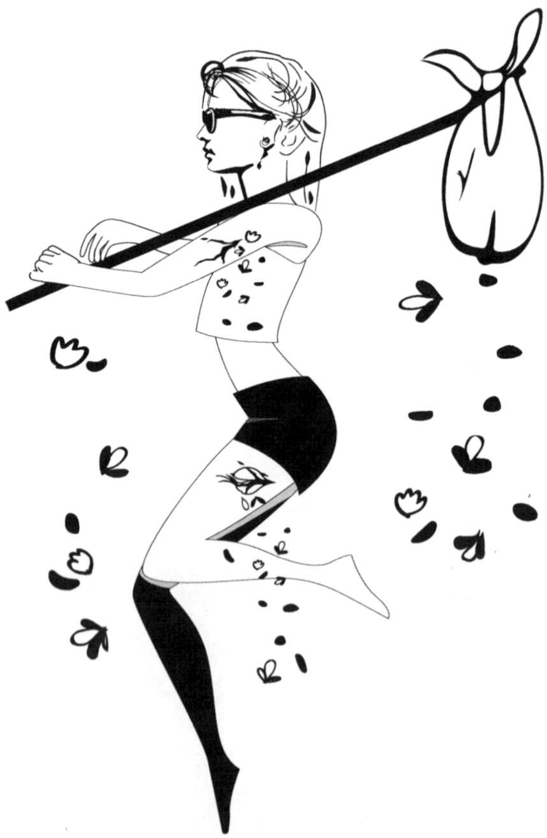

Você vai me procurar
Quando a saudade embaralhar as memórias
E fazer tudo parecer muito melhor do que realmente foi

Você vai me procurar
Como outros procuraram
E, assim como eles,
Encontrará outra mulher
Que não se abala com tua presença
Teu cheiro, tua respiração

Uma mulher que lê teu nome
Como qualquer outra notificação
Porque não te (re)conhece

Um dia eu li que mulheres superam mais rápido
Porque, quando acaba, se permitem sofrer
É verdade! Queria que você soubesse

As memórias embaralhadas, a voz embargada,
A garganta entalada cheia de coisa por dizer —
Tudo isso eu já vivi

E já morri: matei a mulher que você conhece
E, junto, enterrei você.

Se você gosta mesmo de mim, me liberta!

A gente podia ter dado certo. Se não fosse meu medo de me machucar, seu medo de se prender, nossos tempos em desalinho. Se não fosse o mundo contra nós, meu orgulho, seu individualismo. Eu sempre pronta pra começar algo de verdade e você nunca sabendo o que quer. Você vivendo sua vida e tendo certeza de que eu estaria aqui te esperando — como, de fato, sempre estive.

As coisas podiam ter sido diferentes se eu tivesse me imposto mais; se não te acostumasse tão mal. Ou talvez a gente tenha apenas acontecido no tempo errado, tanto faz. Você não tá pronto e eu não posso te cobrar coisas que você não tem pra dar. Você quem quis assim; eu respeito e vou seguir.

Mas, por favor, me deixa ir! Se gosta mesmo de mim, me liberta. Agora não tem mais porta aberta, a gente precisa se desligar. Você diz que não se acostuma com a ideia de me perder de vez, mas eu posso te garantir que nós somos capazes de nos acostumar com qualquer dor ou absurdo. Você que me ensinou.

Cansei de ficar parando meu tempo pra tentar ajustar com o seu. Agora pararei você, pro meu tempo andar. E, se a saudade é o preço a pagar, tá feito! Saudade é pouco se comparada a essa dor no peito. Vou deixar passar.

Quando o amor acabou
E voltei a te enxergar como um mero mortal
Me pareceu inconcebível
Que alguém te cultue num pedestal

Quantas toneladas de fé
Eu precisei cultivar
Até ficar cega
A ponto de fazer de você um deus?

— O amor é cego e, infelizmente, posso provar.

Pelo Menos

"Ah, pelo menos ele é homem."
"Pelo menos me respeita."
"Pelo menos tem bom caráter."

Pelo menos, pelo menos, pelo menos — e lá tava eu de novo: cheia de menos, conformada com pouco. Justificando tudo o tempo todo, tentando me convencer.

Pra quê? Por quê? De novo. Tentando fazer o milagre acontecer. Como se eu, mera mortal, tivesse esse poder. Eu e meus braços cansados de tanto forçar a barra. Eu e meus olhos fechados para o óbvio, pra tudo que esteve sempre tão na cara.

Eu e todas as vezes em que, com o coração na mão, adiei esse fim. E pensei que eu podia ser mais, me esforçar mais, me adaptar mais, relevar mais — como se eu já não fosse inteira e intensa até doer. Como se eu já não tivesse feito o possível e o impossível, com todas as minhas forças e a minha fé no amor. Fé em nós.

Eu, que tava ficando cada dia menor também, só pra conseguir caber. Só pra gente se encaixar. Aí não tem como. Fazer de tudo pra me adaptar a ponto de nem me reconhecer — aí não dá. Não deu.

E eu, que sempre me doei tanto e tudo que eu sou pra esse amor vingar, acordei com todos os meus "pelo menos" sem sentido. Mas tudo bem, porque amor a gente dá porque tem, não tem o direito de exigir nada em troca.

Dá, aposta, se joga... Deu, tá dado, não pode pedir de volta. Esse amor foi muita coisa boa, não posso e não serei ingrata. Mas também foi prisão com cama confortável, grade coberta por flores e eufemismos.

Pelo menos, acabou.

Você me desorganiza
Desconstrói minhas certezas
Rouba minhas palavras
Faz minha estrutura tremer

E eu, que sempre sei de tudo,
Não sei o que fazer
Eu quero demais
Mas a conta não fecha

Então eu não faço nada
Porque eu quero muito
Mas não posso querer por você.

— Eu sou **muito**, mas sou só por um.

Te desejo amor e paz
Apaguei seu contato
Joguei fora a foto de recordação

Te perdoo
Mesmo sem nunca ter havido
Um pedido de perdão

Eu liberto!
Não você
Que já foi embora há tanto tempo

A mim!
Porque essa é a mais importante e difícil libertação.

Lembro que você precisava de álcool
Pra conseguir falar o que eu fazia você sentir
E, entre um copo e outro,
Bebemos nosso fim

Porque você amava a ideia da coisa toda
A diversão da companhia
Os dias leves, ensolarados
Cheios de cerveja e cor

Mas, definitivamente,
Você não tava pronto
Pra sobriedade do amor.

Deu muito trabalho construir a melhor versão de mim
Levou todos esses anos, todas essas dores
Todas as histórias, os amores e desamores

Construí muros porque mudei errado: pra agradar alguém
Odiei mudanças
Derrubei esses muros e muitos outros
Quando entendi que mudança pode ser a melhor coisa da vida
Quando mudamos por e para nós

Fui colocando tijolo por tijolo
Fio por fio
Encanação por encanação
Me cansei mil vezes
Me refiz duas mil
Mas nunca desisti

Cuidei com todo o carinho de cada detalhe
Da decoração, da energia, do jardim
Aí aparece você, querendo mexer aqui e ali
Pisando nas flores, mudando as cores, trocando a mobília de lugar

Não me leva a mal, mas não dá
Entre construir um novo amor do zero ou uma nova eu
Não tem nem o que pensar pra decidir:
Escolho a mim. E, quando sair, por favor, apaga a luz

Promessa de amor que danifica a minha estrutura não me seduz!

Lamento muito por todo esse tempo que passei
Me virando do avesso pra isso dar certo

Sem saber que
Chegar ao fim

É o mais certo que algumas histórias podem dar.

Tem um ditado muito sábio que diz que nunca tocamos a mesma água de um rio duas vezes. Quando tocamos pela segunda vez, a água já se renovou
A antiga passou, corrente, e estaremos tocando uma água completamente nova

Você pode entrar no mesmo rio várias vezes e ter a certeza de que conhece cada milímetro
Mas não se engane: as águas correm apesar de você
E te engolem sem dó ou pontinha de carinho
Porque elas nem te (re)conhecem

Queria que você soubesse!
Que tudo aqui agora é uma água pura e cristalina
Que você jamais tocou.

— Nem vai tocar.

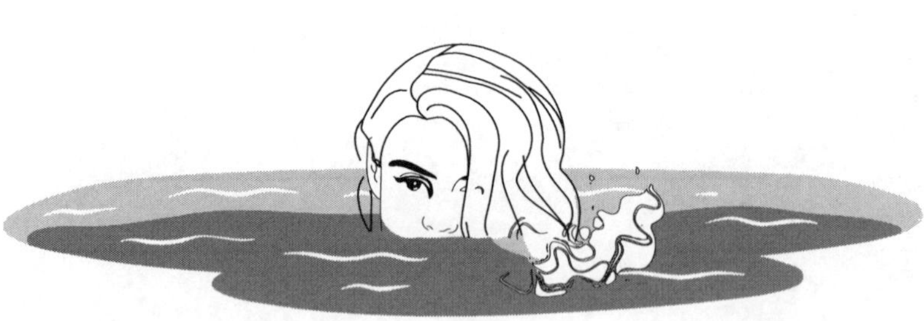

Ele não é o homem da sua vida
Foi o homem daqueles meses, e vão existir muitos outros, tão melhores (meses e homens)

Você não o ama ainda. Tem carinho, costume e lembranças
Ele não foi o melhor — só tá tudo muito fresco na memória e no peito

Vai passar. Já passou antes e passará sempre, como sempre
É tudo e só uma questão de tempo
Aguente firme

Já aguentou tanta coisa esse tempo todo por ele... Não vai aguentar essa dorzinha por você?
Vai se trair de novo?
Me poupe dos seus argumentos furados
Não dá pra botar vírgula pra sempre
Foi mulher pra segurar a onda até agora e tem que ser pra botar ponto-final

Chore de uma vez, depois não chore mais
Foi intenso porque você intensificou
Foi lindo porque você criou beleza
Ele sempre foi e fez pouco.

Não era amor, era carência aguda
E carência, você sabe, **qualquer um mata**.

Passei mais tempo tentando te superar do que sendo feliz com você.

Como pode nos jogarmos nesses abismos temporais que não fazem o menor sentido? — mas me faziam sentir tudo de novo: relembrar era repetir a queda, e eu fiquei bem mais de um ano presa nesse *looping*. Presa e sozinha — mas isso não era muito diferente quando ainda éramos a gente. Talvez por isso eu tenha ficado e achado tudo tão familiar.

Até o dia em que eu me percebi cansada demais pra recriar memórias com roteiros mais gentis. Nem criamos memórias suficientes pra eu remoer por tanto tempo. Mas desse dia eu não esqueço: era uma manhã solar. Eu acordei sem inspiração e, pra ser honesta, me sentindo ridícula por tanto esforço por nós, mesmo quando você já tinha desatado tudo há muito tempo. E se enrolado em outras histórias por aí. Não só de corpo, eu percebi, você estava presente.

Eu também merecia (e precisava) estar. Você se esforçava pra ser feito de pequenez. Não sabia, por escolha e com convicção, muitas coisas. Mas nunca foi desonesto e soube ir embora! Isso é gigante. Obrigada por me ensinar.

Eu ficava porque você, naquele ponto, me amava direito e demais. Do jeito que tinha que ser. Quem mais me amaria tão certo e intenso e com tato como você? Minha boca secava. Não conseguia imaginar nem responder.

Fiquei tão presa nessa certeza, que não vi que fui eu que te ensinei a sentir. Se permitir, se entregar, ser carinhoso. Te dei todos os caminhos e atalhos do meu corpo. Esqueci que, no começo de tudo, você era um sapato novo que machucava o pé. Eu que insisti com carinho e usei tanto, que se moldou perfeitamente em mim.

Então a resposta era simples e ampla: qualquer pessoa. Qualquer um poderia me amar como você me amou, porque nada nisso tudo foi mérito seu. Foram só as sementes do meu próprio amor que germinaram e me deram flores. Foi só reflexo no espelho do tanto de coisas boas que eu sempre tenho pra dar.

Você só me amou tão no ponto e na alma, **porque fui eu quem te ensinou a amar**.

Se acabou, com certeza teve um bom motivo. Já deixou de ser bonito como nas lembranças preferidas, por mais difícil que seja lembrar dos fatos por esse ângulo. Para o costume tomar nova forma, você tem que usar novos moldes, sem recaídas, sem se fechar para o mundo.

Você tentará substituí-lo por outro, assim como quem muda de manteiga no café da manhã. E pode dar muito certo por uns meses, mas, depois, o novo cara é só mais um anexo no arquivo de decepções e, a saudade, de algum modo estranho, nem é do cara novo.

Tantas promessas de tudo ser diferente e, no fim, sempre tão igual. E o vazio só aumenta, uma bola de neve. Até o dia em que você vai acordar pela manhã, se olhar no espelho e entender que aí tem alguém inteiro e com tudo que você precisa pra ser feliz.

E esse dia, anota aí, vale mais do que anos.
Não se cura um amor com um novo amor. Se cura com amor-próprio.

E aí, sumido?

Pera aí. Não é um texto pra puxar qualquer assunto que termine te chamando pra sair, como vocês sempre fazem. É pra te agradecer pela melhor coisa que você já fez por nós: ir embora. Virar as costas após ter me esgotado tanto, que eu já não tinha nem forças nem voz pra argumentar ou adiar isso pra outra hora.

Você simplesmente se foi tão inteiro, tão cheio de si e de orgulho e de razão, sem ter bagunçado nenhum fio de cabelo tentando fazer esse amor vingar. Cê só se foi, inabalável, como se nada tivesse acontecido, satisfeito, tranquilo, como quem levanta da mesa após o jantar. Aí, vendo a cena toda de fora, analisando friamente agora, eu realmente pareci meio louca, desesperada, descabelada. Toda exagerada. Ah! Isso eu sempre fui.

Mas, ó: amor é mesmo a maior loucura do mundo, e eu te amei. Essa é a minha defesa. E amar nunca é um erro, mas, mesmo assim, essa também é a minha absolvição. Eu te amei e, quando a gente ama, não se importa se vai parecer meio desequilibrada ou irracional. Amar é preferir não ter razão. Então eu sou sempre a louca das histórias, porque sou toda coração.

Mesmo assim, cê foi embora e, na hora, eu não entendi ou não quis entender, mas hoje eu sou só gratidão. Grande parte da mulher que eu me tornei foi após ter me refeito pedaço a pedaço, tendo catado todos os meus caquinhos do seu chão. Você, conscientemente, nunca conseguiria fazer algo tão forte e bonito assim por alguém.

Espero que com você esteja tudo bem. E que, do tanto que eu me doei, tenha ficado uma energia, uma semente, algo pequeno, mas crescente, que faça você querer ser melhor. Não por mim: pra você e quem te cerca. Pra que todas as outras que ainda vão entrar por essa tua porta entreaberta se sintam bem e queiram ficar. Espero que você aprenda um pouco mais sobre dar amor e se deixar amar.

Não é um texto que espera resposta. Não há mais nada pra ser dito, discutido ou remoído. É um texto de coração, pra você ler com a alma. Desarmado. Desencanado. Sem pensar em intenções, porque não tem. O ponto-final permanece intacto. A amizade continua inviável. Só passei pra agradecer e te deixar um pouquinho de luz e amor. É que isso é tudo que eu sou agora e você merece sua parcela de colaborador.

Se o outro consegue ou prefere abrir mão, sem culpa
Não há nada que eu possa fazer. De verdade.

A certeza de que é melhor assim só me invade
E entala na garganta, como um nó

É um soco do amor na minha cara
É golpe baixo de quem tava comigo

E eu não luto contra nenhum dos dois
Porque não existiria vitória
Mesmo se eu ganhasse.

— Até que ponto é válido lutar por um amor?

Eu me vingo perdoando

Eu me vingo perdoando. Porque perdoar, no fim das contas, é um benefício pra gente que perdoa, e não para o perdoado. Nós precisamos perdoar, mesmo que o outro nem mereça ou nunca tenha pedido. Temos que perdoar em silêncio e no peito — sem textão fora de hora, sem cena de filme, sem querer ganhar medalha pela nobreza. Um perdão quieto, tranquilo e com cor de paz, que deixa o coração leve e cheinho de amor de novo. Tanto amor, que não sobra espaço pra mais nada — nem plano de vingança, nem rancor.

Ficar guardando mágoas e ensaiando palavras que nunca (ou nem tão cedo) serão ditas adoece a gente. Então eu me vingo priorizando a minha saúde, física e mental. Eu me vingo quando me permito ficar triste, respeito meu luto, meu tempo e limites. Eu, comigo mesma, sem envolver um ex-amor e sem condicionar meu bem-estar a um futuro. Eu cortando meus dobrados, acertando meus pecados e buscando evolução a cada decepção (nunca me entregando a elas).

Eu me vingo sendo feliz, porque eu tenho certeza de que não preciso mover um dedo: o universo não falha! Carma é incrível, é inevitável, é imbatível: aqui se faz, aqui se paga. Não pra mim! Paga-se pra tudo que existe à nossa volta, que cobra cada centavo do que viemos transmitindo durante todo esse tempo. E devolve-se com juros!

Então eu vou por aí, preenchendo meu peito só de luz e me preocupando com a minha própria conta que, por sinal, tá bem positiva. Quem trai, magoa, fere, é que corra atrás – não do meu perdão (porque isso é algo que eu sempre dou, e dou por mim), mas do seu próprio prejuízo.

Porque, aqui neste mundinho, é cada um com a sua dívida e paz de espírito.

A extensão final do amor

Daquela vez, não tinha sido recaída. Foi despedida, jogar suas cinzas em alto-mar. Foi o último beijo, só pra ter certeza de que nenhum pedacinho de mim se lembra mais de te amar. Foi um encontro feliz não por te ver ou por nós, mas pela reconfortante sensação de te sentir como um estranho familiar — desses que eu cruzo sempre no ônibus, indo trabalhar.

Foi feliz, porque meu corpo não vibra, não pulsa, não reage a nada que você diz. Meu corpo não te reconhece. E é sempre um alívio quando isso acontece. Poder te olhar nos olhos, tranquila, e te enxergar tão mero mortal, sem poder nenhum sobre mim.

Lembrei que você ria e brincava com o meu olfato aguçado, que já sentiu todos os cheiros em tudo que é seu: desde os seus perfumes e o odor natural do seu corpo até a cerveja que você tomava depois do trabalho, no botequim. Hoje você me abraçou e tudo que eu senti foi cheiro de fim.

E não posso dizer que isso é ruim. Nem imagino, agora, um cheiro melhor pra sentir. Se acabou, se ficou tóxico, TEM que sair de mim. E saiu. A parte mais difícil de qualquer amor é encarar o outro e, sem um motivo forte (uma traição, uma decepção), entregar os pontos. É aceitar que não falhamos, que fomos o máximo de longe que conseguimos ir.

E foi longe (e bom) pra caramba! Foi, não é mais. No fim, nós só nos machucamos, perdemos saúde, tempo e planos por forçar demais. Ficamos tão obcecados em voltar a funcionar, em ser felizes juntos, que ignoramos o mundo e nos esquecemos de que lá fora tem milhões de possibilidades de felicidade mais reais.

Talvez essa seja a extensão final do amor: ir embora e libertar o outro, pra cada um buscar sua própria felicidade e paz.

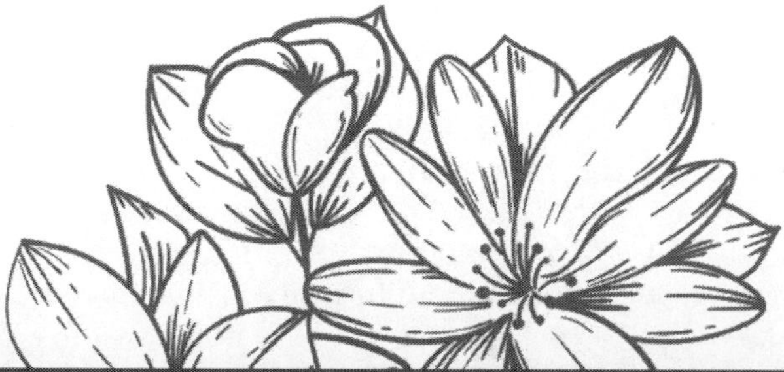

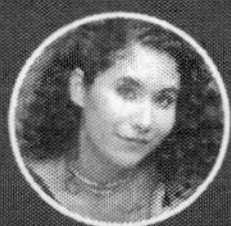

Marcella Fernanda
@Marcella_nanda

VOCÊ NÃO É SEUS PIORES DIAS

É a força de ter saído
Viva e inteira
De todos eles

Os dias ruins são nuvens; você é o Sol.

Mulheres fortes também cansam

Sinto. Respiro, me recomponho, recomeço.
Tenho crises de ansiedade com o furacão dos recomeços
Que só não é maior que o furacão do meu imediatismo e da minha necessidade de controle

Quando se juntam, desastre natural
Surto, sangro e estanco
Porque preciso estar forte o suficiente amanhã.
Pra sangrar de novo.

Mulheres fortes também cansam.

Aceito minha condição humana
Nem sempre sou capaz de resolver tudo sozinha
Nem preciso (Mulher-Maravilha, eu deixo pra DC)
Começo os remédios controlados
Os efeitos vão surgindo aos poucos
Como tudo na vida
Aos poucos — duas palavras, mas, pra mim, oração mais forte que Ho'oponopono

Medito, acendo incenso, tomo chá de camomila. Vou pra terapia.

Mas só encontro paz quando percebo
Que sou meu abrigo dentro do meu próprio caos!
E não há, no mundo, nenhum lugar mais quentinho ou seguro que esse.

— Já ficou tudo bem.

Eu sei que todas as coisas às quais você sobreviveu
Ainda moram dentro de você
E te matam um pouquinho por dentro

Mas quero te lembrar
De que a morte e a vida são irmãs
E uma necessariamente precisa da outra para existir

O que te mata também te deixa mais viva
Vida-morte-vida
Esse é o elixir!

Desabe
Deságue
Deixe sair
Tudo que seu corpo precisa expulsar
Pra renovar. Pra curar.

Não é fraqueza, pelo contrário
Não existe fortaleza maior
Do que encarar nossas dores nos olhos
Sem desviar o olhar
Sem deixar pra morrer amanhã

Todo mundo desmorona
Só não posta no Instagram.

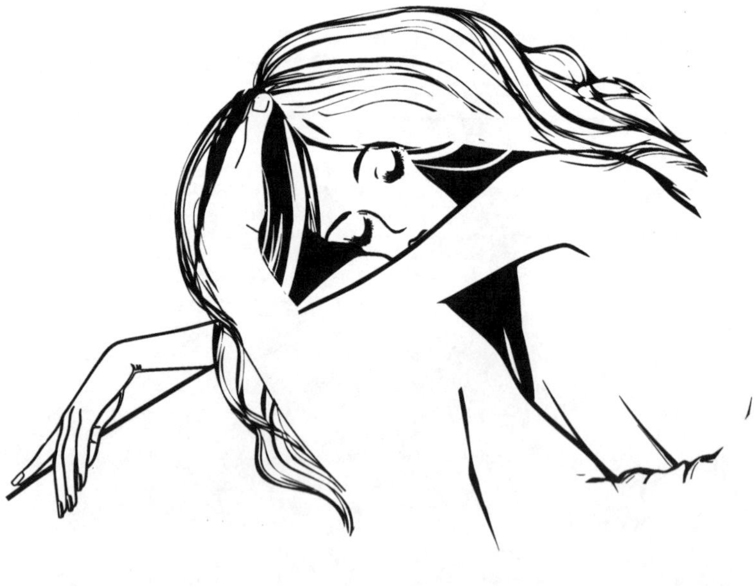

Não ter você é um buraco enorme, que nunca será preenchido
Quando eu fico doente, não tem você pra me cuidar
Quando eu fico cansada e chego em casa, não tem você me esperando com minha comida preferida
Quando fico frustrada ou triste, não tem você pra me consolar
Quando eu quero ficar isolada do mundo, não tem seu colo pra deitar
E nada que qualquer pessoa venha a fazer por mim será tão genuíno e coberto de amor.

Quando fico feliz ou conquisto algo, veja só, não tem você pra dividir
Então, até minhas maiores vitórias são também vazias
Meus mais honestos sorrisos também são tristes
E, proporcionalmente, quanto mais especial e gigante for o momento em questão
Maior é o soco no estômago e o nó na garganta
Porque lembro de que, finalmente, cheguei até aqui e você nem viu
Nem chorou de orgulho e de vitória, porque só você sabia o que passou pra me criar

Um dia eu vi uma foto aleatória no Instagram, #TBT de um menino sorrindo
Alguém comentou "Que sorriso lindo!", e ele respondeu: "Sorriso de quem ainda não tinha perdido nenhum ente querido"
Fiquei impactada. Achei pesado. Achei triste. Achei que não cabia.
Hoje eu entendo.
Era exatamente aquilo.
E não precisa de deixas ou momentos oportunos pra gente cuspir nossa dor.

Porque ela nunca cabe em nada mesmo — nem no peito.

Você já carrega pesos demais
Dores demais
Processos de cura demais
Lutas demais

Pra ainda ter que carregar
Nas costas e na alma
Uma culpa que não é sua.

— A vítima nunca é culpada.

Se te deprecia, se te manipula
Se te oprime e aprisiona
Não é amor

Se te proíbe, te apequena
Se te anula e te violenta
Não é amor

É abuso.

E se alguém te diz
Que é melhor sentir dor
Do que não sentir nada

Diga que você está muito ocupada
Sentindo coisas melhores e saudáveis
Que te querem bem e inteira,
Por isso **nunca vão te mutilar**.

Uma dor TÃO grande
E dilacerante
Que ter sobrevivido
Faz com que eu me sinta imortal.

(E, ao mesmo tempo, um pouquinho morta por dentro.
Pra sempre.)

Queria ter tirado mais fotos com você, pra ter eternizado cada segundo da imensidão do nosso amor. Fico triste por ter naturalizado você sempre presente em tudo, sem considerar que um dia você fosse faltar. Acho que não contava que isso fosse acontecer tão cedo.

Como se um milhão de fotos fosse mudar essa dor ou tornar esse processo menos impossível. Só ficamos criando formas de nos culparmos por tudo — o luto tem muito disso.

Pra ser sincera, ver fotos suas me machuca. Faz o buraco da tua ausência sangrar, como se tivesse sido aberto hoje. Quase sinto teu cheiro. Teu toque. Teu cuidado, que nunca mais encontrarei em nada ou ninguém.

Acho que isso me fez ficar mais fria. Criar uma independência radical e solitária. Me isolei — pra não relaxar meu corpo em nenhum amor e cuidado gigantes e, quando eles morrerem (porque tudo sempre morre), me abrirem mais um buraco. Não aguento mais um buraco.

Na real, devo aguentar — porque tenho sobrevivido sem você, mãe. E, se eu aguento isso, aguento qualquer coisa. Mas não posso virar um corpo vazio, frio, com um coração que só bate e sangra. Não foi assim que você me criou.

Tudo que posso fazer por você é acordar, respirar, me recompor. E continuar sendo amor! Porque agora você vive em mim e em tudo que eu sou. Então só posso ser coisas bonitas e gigantes — como você sempre foi. E, mais do que nunca, em outro plano, ainda é. Obrigada por tanto.

Te encontro na fé.

Tem dia que é foda, eu sei
Nesses dias, eu espero que você se permita

Descansar
Não produzir
Recarregar
Se cuidar
Se abraçar
Ficar de pijama

E se lembrar
De quantas montanhas
Você já partiu ao meio
Sem ao menos hesitar.

— Você é mais forte do que imagina.

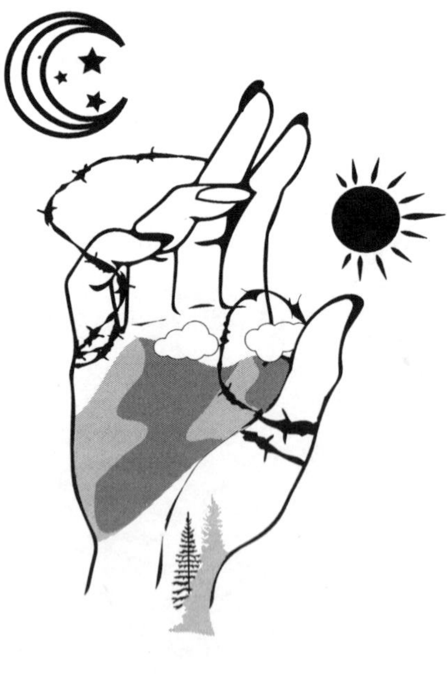

Eu pensava que uma dor que fizesse a gente chorar era o maior tipo de dor possível. Até que você se foi, mãe, e agora eu sou engolida por essa dor enorme, que nem sempre chora — não por ser menor, mas por eu não ter mais forças. Que me puxa pra baixo o tempo inteiro, enquanto eu luto pra continuar sendo forte, como você me criou pra ser.

Uma dor silenciosa pra quem vê de fora, mas que grita nos meus ouvidos e revira todos os meus órgãos o tempo todo. Uma dor que me rasga e me reconstrói, **só pra poder me rasgar de novo**. Uma dor que nada alivia.

Às vezes, eu me distraio por alguns segundos ou foco a concentração em algo com mais vida, mas a dor continua ali. Na morte. Porque a dor é a falta de mãe. Que era tudo que eu tinha.

Então a dor, agora, sou eu.

Tudo dói
Quando se nasce em carne viva
Com o coração pra fora do peito
E o instinto incorrigível de confiar

Mas tudo dói diferente
Depois que descobrimos
Que não importa o tamanho do estrago
Tudo pode curar.

— Nós somos nossa própria cura.

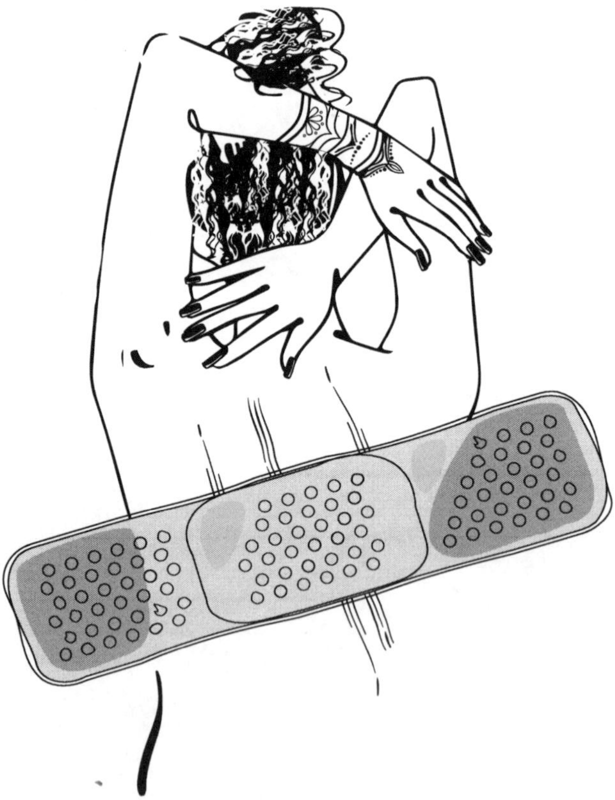

Eu tinha muitos medos
Medos que me paralisavam
E que me faziam sofrer só de pensar a respeito
Mas quando seu maior medo acontece
Abre um buraco no seu peito

E, num primeiro instante,
Você é engolida viva por uma dor gigante
Que, depois, para de sangrar
Mas nunca de doer

E, quando o sangue estanca,
Você já perdeu tanto
Que nada assusta mais você!

— A morte só não é mais cruel que a vida.

Respira.

Toda dor tem um grande potencial de nos impulsionar:
Pra baixo ou pra cima

Confia.

Numa missão, num propósito, numa espiritualidade
Ou qualquer coisa que dê sentido à vida

Respira de novo. Vai passar.

Lá em cima tem um céu inteiro esperando você (re)voar
Lembra que a dor também tem força pra te elevar

Tenho certeza de que você saberá como guiar.

(Se precisar, peça ajuda. **Terapia é autoconhecimento, e autoconhecimento é cura.**)

Desejo que seus pensamentos ruins embrulhem menos seu estômago

E que, não importa o quão convincente sejam os argumentos da sua mente,
Ela nunca te convença
De que você é insuficiente
Ou de que não é capaz

Espero que nunca mais se desculpe pelos espaços que ocupa
E cada vez se espalhe mais e mais

Tomara que imprevistos bonitos te encontrem
No meio de tanta pressa e tantos planos

E que, de vez em sempre, você se lembre
De todas as pequenas e grandes coisas que já conquistou
O que inclui pessoas e afeto

Torço para que você aprenda a ser seu próprio abrigo
Quando os ventos baterem forte e te roubarem o teto
E que, antes de amanhecer,
Você perceba que existe um céu
Infinito e estrelado

Igual a você!

Hoje eu quero um vinho meia-boca
E a melhor *playlist* de músicas tristes
Porque vou tirar minhas dores pra dançar.

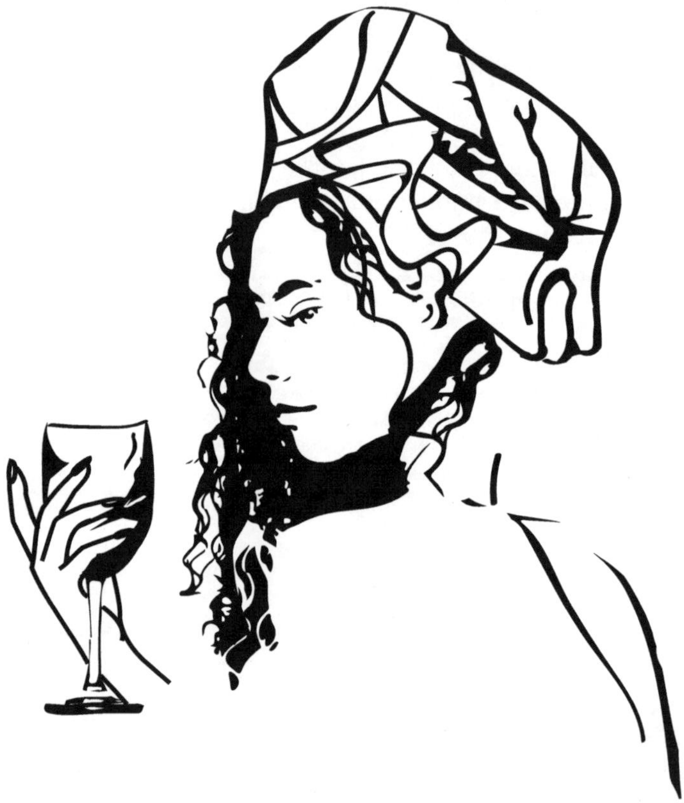

Não se pode partir um coração partido
Me lembro e respiro
Aliviada

Uma mulher confiante de que sairá inteira de qualquer batalha,
Porque já quebrou — e retalhou — tudo que tinha pra quebrar,
É **IMPARÁVEL**!

— Trago boas e más notícias.

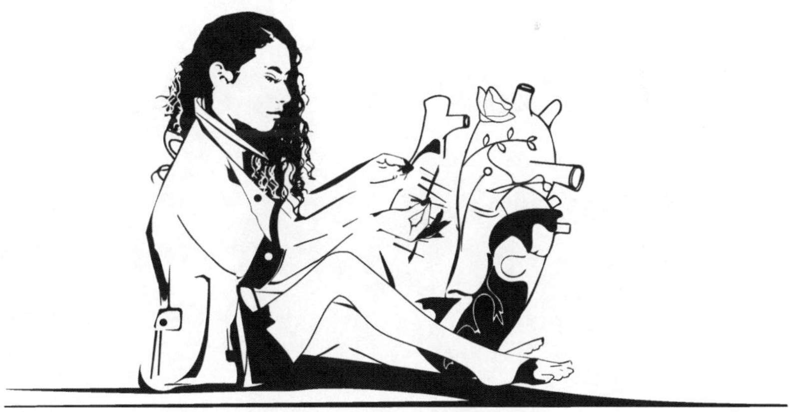

Tem alguns domingos
Alguns dias frios
Algumas pessoas
Alguns gatilhos
Que fazem velhas feridas
Voltarem a sangrar

Talvez nunca tenham cicatrizado
Talvez nunca tenham curado
Talvez eu nunca tenha bancado
Sentir tudo até deixar de doer

Tem algumas feridas
Que reabrem
Só pra nos fazer escolher
E eu escolho a mim.

— Ultimamente, tenho me preferido.

Quando você se perder
Entre os amargos do seu existir

Espero que não se esqueça
Nem questione

Que o gosto que você deixa
Na vida e nos homens
É doce.

Quero que observe minhas rachaduras
Não como cicatrizes,
Mas como um espaço aberto
Entre a carne e o osso
Entre a mágoa e o amor

E, se você olhar de perto,
Vai ver que ainda é solo fértil
Vai ver que ainda nasce flor.

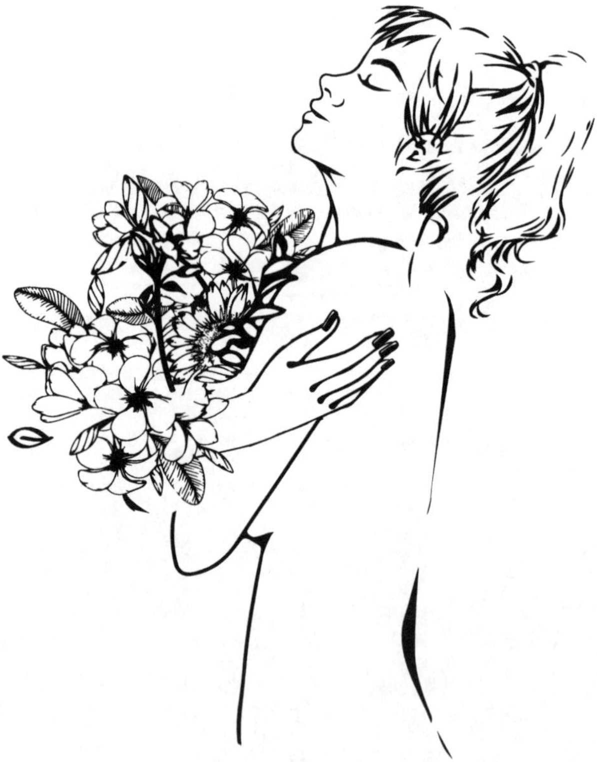

Sei do tanto que fomos amigas, da imensidão do amor que vivemos, do excesso de cuidado e doação de uma para com a outra. Relação simbiótica, minha psicóloga disse. Significa, basicamente, que você vivia pra mim e eu pra você — colocando nossa relação acima de qualquer coisa na vida. E era bem isso. Sei do quanto você morria de orgulho da filha que criou e dessa nossa parceria (que dava mesmo gosto de ver!).

Mesmo sabendo de tudo isso, sou diariamente (sem você) invadida pelo nó na garganta e a sensação de não ter feito o suficiente. Não ter amado o suficiente, cuidado o suficiente, te dado coisas materiais o suficiente. Não ter tido paciência o suficiente, saúde psicológica/emocional o suficiente, tempo pra nós o suficiente — enquanto eu me virava do avesso pra ser uma pessoa excelente e profissional ótima, como você me criou pra ser. Porque queria que eu fosse um ser humano bom e tivesse uma vida melhor. Mas, na verdade, sinto que nisso eu fracassei, porque, não importa a vida que eu tenha, não tive tempo de TE DAR uma vida melhor. E era só e tudo que importava.

Que coisa cruel é o luto. Ele pega um amor tão imenso, divino e transbordante e transforma nesse buraco cheio de saudade, dor e insuficiências. Respiro fundo e puxo na unha as milhões de memórias incríveis que colecionamos. As gargalhadas, as bobeiras, as conversas leves sobre besteiras — que emolduraram nosso relacionamento até o último dia. Aliás, odeio não ter vivido os últimos dias como últimos dias, te aproveitando até a última gotinha (como se isso fosse tirar algum "insuficiente" de dentro de mim).

Mas eu também amo não ter vivido os últimos dias como últimos dias, porque nós os vivemos como vivemos toda a vida: juntas, amigas, rindo, em paz! E você só merecia coisas boas e um pouco de paz. Deixa que eu me viro agora, com todos esses sentimentos ruins. Você sabe que eu fui e fiz tudo que era possível, e um pouco além. Que te amei mais que a mim ou qualquer coisa nesse mundo. Foda-se o luto e toda essa realidade distorcida com a qual ele tenta me convencer: fomos mãe e filha com excelência.

E excelência não é sobre perfeição — porque somos duas meras mortais, cheias de defeitos e pequenez. É sobre SER, com tanta força, amor e dedicação, que transcende qualquer definição e nossas existências carnais. Somos ligadas além da vida. Te (re)encontro logo mais!

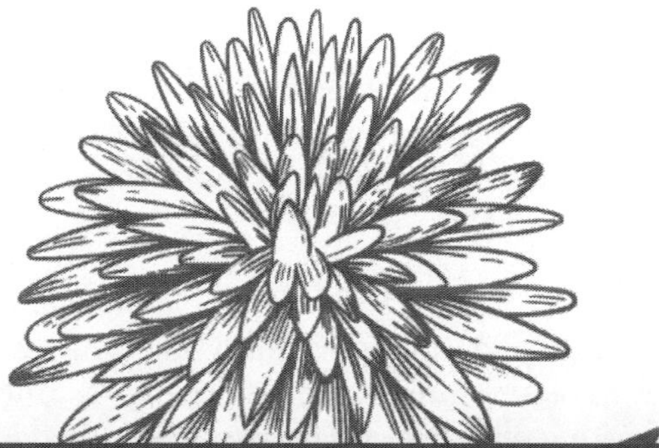

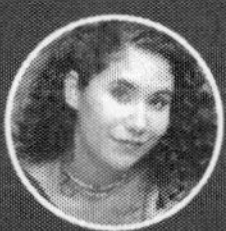

Marcella Fernanda
@Marcella_nanda

VERBALIZE O AFETO!

Eu acho que esse é o ridículo da vida: nunca saber a dimensão do espaço que ocupamos na vida dos outros, porque ninguém conta pra gente. Com medo de fugirmos.

E, às vezes, só queremos (tanto!) ficar.

Me manda nude de alma?

Me conta o que você nunca contou pra ninguém. Seu maior sonho, seu maior medo, seu maior trauma, suas histórias de infância. Me fala sobre o seu primeiro (des)amor e de como isso te bagunçou. Me conta sobre o último e sobre como ele te deixou arisco pra amar de novo.

Fala sério, ninguém é a cara de mau que banca. Me conta sobre as suas inseguranças e eu juro juradinho que nunca vou usá-las contra você. É que eu também quero te contar as minhas! Vamos trocar figurinhas e ganha quem não tiver medo de perder.

Me diz quem é você. Não esse você que todo mundo conhece. Quero ser apresentada ao você que sobra na hora de dormir. Ao você de quando não tem ninguém por perto pra ver. Cê acredita que tem vida em outro planeta? Se arrepende do que fez ou do que deixou de fazer?

Em que você acredita? O que dá sentido à sua vida? Me fala teu dom. Cê tem fé em quê? Tem fé em você?

Deixa eu fazer seu mapa astral. Deixa eu te convencer de que o mundo não vai assim tão mal: tem mais gente incrível do que ruim. Tem eu, você. Tem fim?

Eu acredito em missão e reencarnação. Você não? Não é possível que tudo e tanto acabe assim, numa vidinha só. Se "acabasse" amanhã esta vida, tu viveu? Não te dá um pânico tanta coisa pra viver e essa sensação de estar o tempo todo perdendo vida, vivendo pouco? Não te deixa neurótico a possibilidade de só existir?

Você acredita em coincidências ou destino? Eu surto sempre tentando não estragar tudo com o meu livre-arbítrio, sabe? Imagina se hoje eu tava destinada a te conhecer e resolvo ficar em casa? Depois só tenho outra oportunidade de te conhecer daqui a 10 anos. Será que eu consigo desandar meu destino assim, ou agora ele tá rindo de mim?

Eu viajo, eu sei. Muito e sempre. Eu amo viajar e preciso de um companheiro de viagens — em todos os sentidos. Então, que fique bem claro que "E aí? Tudo bem? Novidades? Nem" e fim não é pra mim. Não gosto de nada raso, pouco, superficial. Eu quero desbravar teu mundo, de mochila nas costas, do início ao final.

Você enxergou meu corpo
Como eu sempre quis ser vista
Notou a minha dança
Entre o caos e a calmaria

Elogiou minha inteligência
Se encantou pela energia
E só no final de tudo
Me disse o quanto me achava bonita

Porque você não me olhou
Você me enxergou
E viu o quanto eu sou **muito mais que isso**.

— Obrigada por me olhar de perto.

Eu mais que amo você: amo o que você significa. Pro mundo, como ser humano, como homem, como luz. Pra mim, como parceiro, como exemplo, como protetor. Eu amo a conexão de corpo que coexiste com a de alma. Eu amo a calma, a paciência comigo e com tudo e todos que te cercam.

Amo a entrega, a intensidade. Amo você não ser nem fazer nada pela metade, muito pelo contrário: viver pra transbordar. Amo essa coisa de você não se cansar. Não se cansar das pessoas, do amor, da vida, de acreditar. Amo porque isso, de alguma forma, me faz acreditar mais, também.

Amo que até quem te vê de longe, sem nem te conhecer, tem certeza de que você é um cara do bem. Amo a determinação, a paixão, a visão de mundo. Amo você sempre me tirar do raso e me mostrar que tudo é bem mais profundo.

Amo como todo dia eu aprendo alguma coisa com você. Mesmo com o meu nariz em pé e tão meu, meu braço que quase nunca torce e o meu gênio forte também...

Você me faz ser uma pessoa melhor, e isso é a coisa mais bonita que se pode fazer por alguém.

Amor, pra mim, é o último carinho
Lento e quase sem forças
Dos teus dedos na minha coxa
Antes de você pegar no sono

Um carinho que dança entre o espasmo muscular
E o esforço do teu corpo em me amar
Até o último segundo.

Sabia que você é muito linda?
Você me perguntou, acariciando meu rosto
Sabia
Te respondi
Mas é uma delícia ouvir você dizer.

— Aprendendo a receber e aceitar elogios.

Respiração ofegante
Desordem
Na pulsação do meu sangue
Arritmia

Nós dois
Ritmo e poesia

Percebo que eu não gosto de você
E sim
De como você faz eu me sentir.

— Viva.

Eu não consigo simplesmente deitar
E desconectar meu corpo
Do furacão que é o meu existir

Eu vou tatear seus sentimentos
Tentar adivinhar seus pensamentos
Xeretar tudo que te trouxe até aqui

Quero lamber suas cicatrizes
Vou chover e lavar sua alma
Te falarei sobre a vida e a morte
Sobre os deuses, sobre a sorte
Mapa astral e tudo mais

Vou te olhar de perto
Até reconhecer, nos seus traços, seus ancestrais
Tentarei descobrir o que você é
E o que você só finge ser

Quero saber se você é feliz de verdade
Ou se acomodou em dias mornos, mas estáveis
Quero números, sonhos, estórias de viagens
Quero conexão

E aí, pronto
Podemos ir embora
No dia seguinte, tanto faz
Meu corpo se desliga do seu
Mas a minha passagem por você fica

Não acaba mais.

— Desculpa pelo sexo não casual.

Gente que nos convence
De que somos potentes
Lindas E inteligentes

E não nos deixa esquecer
Da nossa força, do nosso brilho

Mesmo e principalmente
Quando o mundo parece estar por um fio.

— Esse fio é amizade.

No meio de tanta coisa ávida por me enfraquecer
Você me engrandece e me reenergiza.
Sei que posso tudo sozinha
Como pude por tantos anos até aqui

Mas sei que posso mais fácil
Mais doce e mais sã
Com você do lado.

— **Obrigada por tanto.**

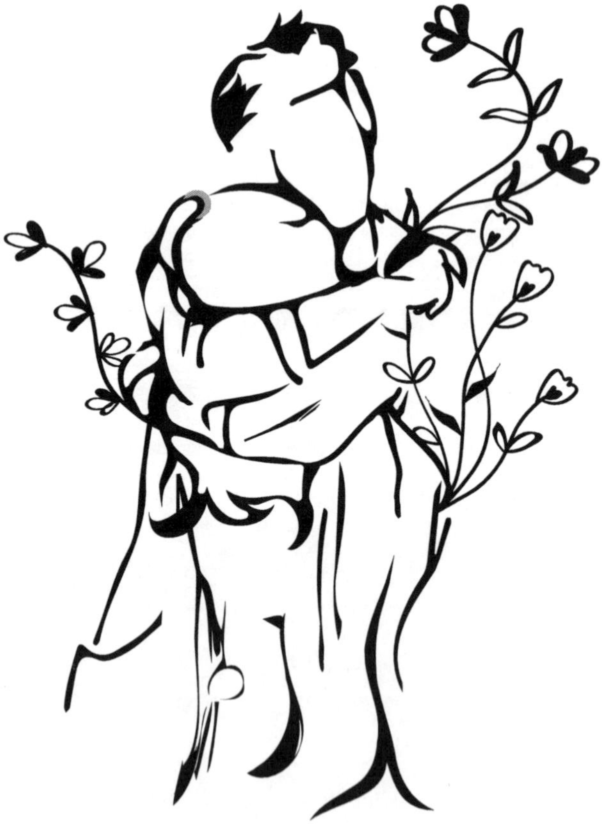

Se tem alguma coisa mais bonita
Do que encontrar almas gêmeas
E poder chamá-las de "irmãs"

Porque sangue é muito pouco
Perto de tudo que dividimos
Porque só o saber que a outra existe
E tá ali, com colo e na torcida
Já nos suporta e nos impulsiona
Pra enfrentar/conquistar o que for

Se tem alguma coisa
Mais especial
Mais potente
E cheia de vida

Me diga o quê!

Obrigada a todas as mulheres
Que tiveram coragem de gritar sua potência
E escancarar sua beleza real

Pra que eu pudesse ver
E enxergar que também sou potente
E reconhecer que também sou bonita!

— Fizemos do teto de vidro um espelho.

Você me ama mais
Do que diz que me ama
E isso é tão bonito

Você me ensinou que o amor
É sobre estar disposto
É entrega e palavra de ação

Mesmo quando eu fecho o tempo
E quase não me suporto
Eu escancaro a porta
Pra você ir embora
E você me diz não

Obrigada por ficar
E por me amar
Até nos meus piores dias.

— Depois da chuva, nossa primavera.

Ter pele é bom, mas também tem que ter diálogo
O abraço que encaixa é maravilhoso
Mas se ali só tem entregue o corpo
É só um abraço encaixado — como outros mil

Confiança não é só sobre não ter surtos de ciúmes bobos
É, principalmente, confessar os medos e as cicatrizes
Não esconder os pontos fracos
Porque alguém que cura jamais colocaria dedos em feridas

Estar disposto
No momento certo
No ponto certo
Pra fazer dar certo

Matemática simples e obrigatória:
Cada um fazendo seu próprio esforço
Sem ninguém gastando energia por dois

Compartilhar coisas e momentos é incrível
E sempre vale a pena — até certo ponto
Mas precisamos ir muito mais fundo
Quando se trata de compartilhar a vida

Ou ir embora, se ele ainda não tá pronto.

— Quantas vezes o amor não foi o suficiente pra fazer dar certo?

Meu amor é girassol
Amarelo, livre
Em movimento
Sempre em direção ao Sol

Só cresce em solo fértil
Força da natureza
Espetáculo pra viver
Pra sentir
E pra apreciação

Se, por impulso ou ato falho
Me arrancarem da raiz
Meu amor murcha e
c
a
i
Pétala por pétala, no chão.

— Você sabe amar uma flor?

AGRADECIMENTO

Obrigada por chegar até aqui
Com o meu coração entre os dedos
E por deixar que nossos processos de cura se misturem

A magia da poesia
É que ela te toca diferente
Dependendo do momento em que você lê
Ela se transforma com você

Então, espero que você releia estas páginas
Num futuro não muito distante
E encontre novos sentidos e curas

E, principalmente, **(re)encontre uma nova você**!